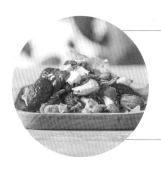

药膳早知道，宝宝身体好

主 审　房　敏

主 编　朱清广　姚重界

副主编　许　琪　南俊国

上海科学技术出版社

图书在版编目（CIP）数据

药膳早知道，宝宝身体好 / 朱清广，姚重界主编
. —— 上海 ：上海科学技术出版社，2021.10
ISBN 978-7-5478-5460-0

Ⅰ．①药… Ⅱ．①朱… ②姚… Ⅲ．①小儿疾病—食
物疗法 Ⅳ．①R272.05

中国版本图书馆CIP数据核字(2021)第169320号

药膳早知道,宝宝身体好

朱清广　　姚重界　　主编

上海世纪出版(集团)有限公司
上海 科 学 技 术 出 版 社 出版、发行
（上海市闵行区号景路 159 弄 A 座 10F - 9F
邮政编码 201101　　www.sstp.cn)
浙江新华印刷技术有限公司印刷

开本 787×1092　1/16　印张 12
字数：160 千字
2021 年 10 月第 1 版　2021 年 10 月第 1 次印刷
ISBN 978 - 7 - 5478 - 5460 - 0/R · 2364
定价：38.00 元

本书如有缺页、错装或坏损等严重质量问题,请向工厂联系调换

内容提要

　　药膳食疗是我国传统医学宝库的重要组成部分,主要是以食物作为主体直接应用或辅以其他具有特定功效的中药,经过简单制作烹调而成的"膳食",是一种绿色天然、简单实用、安全有效的养生保健方式。

　　本书依据中医养生保健的主要理论,重点介绍了儿童药膳应用特点以及儿童不同病症的药膳食疗,包括经典食疗方推荐等;同时,在附录中介绍了常用的健康食物、儿童营养注意事项,以及儿童正常发育参数值。由于儿童脏腑柔嫩,处于不断生长发育的过程中,本书可以帮助家长在生活中巧妙地辅以药膳的办法,有利于儿童防病治病、强身健体。

前　言

　　目前,正餐以外的食品种类越来越多,很多人开始担心饮食健康安全的问题,特别是身为父母的人,非常担心孩子的饮食健康。我们都知道,儿童时期不仅是学习知识的重要时期,更是身体生长发育的关键时期,合理的膳食营养作为儿童正常发育、健康成长的物质保证具有重要的意义。在生活节奏异常忙碌的今天,孩子的身体健康牵动着整个家庭的心弦。十年来我一直反复思考,是否可以通过日常药膳改善孩子体质,把一些儿童常见病在早期就进行防治。

　　国家也积极将食品安全知识纳入国民素质教育内容,2019 年 3 月 26日,国务院第 42 次常务会议已经修订通过《中华人民共和国食品安全法实施条例》,提出了"国家将重视普及食品安全科学常识和法律知识,提高全社会的食品安全意识"。本次药膳图书的整理工作,也是为了响应国家号召,从医学宝库中提取简单、易学、方便的健康膳食妙招推广普及,以促进儿童身体健康。药膳历史悠久,源远流长,《黄帝内经·素问》中提到,人体若要保持健康,就需要"五谷为养,五果为助,五畜为益,五菜为充,气味合而服之,以补精益气"。这充分说明了我们的饮食种类要丰富,互相搭配,取长补短,这不仅是维持机体正常的生理需要,也发挥了饮食搭配对机体健康的积极作用。

　　本书的整理过程中,力求做到药膳考证翔实,分析有据,务求书中药膳具有安全、简单、有效、方便的特点。为了给广大读者呈现一本全面、系统、科学的药膳图书,全书共分为三大部分:基础篇、应用篇、附录。第一部分"基础篇　药膳食疗基本知识与儿童药膳特点"是理论基石,药膳的中医养生理论、不同药膳的种类等内容，让读者理解什么是药膳；儿童生理发育特点、儿童常见病理特点以及药膳应用注意事项，让读者知道药膳需要因人、因时制宜，需要根据儿童身体状态对症下膳。第二部分"应用篇 儿童不同病症的药膳食疗"是本书的核心，针对儿童生长发育过程中常见的健康问题，详细推荐了不同种类的药膳制作方法和其他实用疗法。第三部分是附录，包含常用的健康食物、儿童营养注意事项以及儿童正常发育参数值，为本书的实用性做了补充。

在编写的过程中，承蒙上海中医药大学附属岳阳中西医结合医院、上海市中医药研究院推拿研究所领导的热情关心和大力支持，特别感谢我的博士生导师房敏教授长期以来给予无私的支持和帮助。本书整理过程中，感谢本书的另外一位主编姚重界博士，他做了大量的文献搜集和整理工作，反复精雕细琢、精益求精，促进本书的诞生。同时感谢本书的副主编，营养学专家许琪教授和中医儿科专家南俊国医师。谨此，对所有提供过帮助的同道一并致以衷心的感谢！由于编写时间所限，收集的相关资料难免有疏漏之处，差错也在所难免，敬请各位专家和读者不吝赐教。需要提醒各位读者，本书提到的药膳主要是为儿童健康膳食提供重要参考，一旦孩子出现严重的健康问题，还是首选就医诊疗。

朱清广

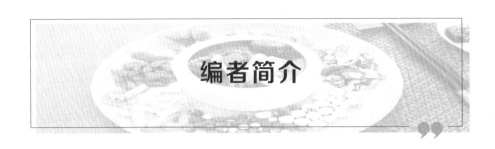

编者简介

主　编

朱清广

吴氏太极拳第六代传人,上海中医药大学针灸推拿学专业博士,加拿大渥太华大学人体运动科学学院和上海体育学院人体运动科学学院博士后。上海市中医药研究院推拿研究所副研究员、上海中医药大学附属岳阳中西医结合医院推拿科资深医师,上海岳阳传统功法中心负责人,中国医学气功学会中医导引专业委员会副主任委员。擅长应用太极拳、桩功、易筋经、少林内功、八段锦等中国传统功法治疗常见慢性病及亚健康。主持和参与了20余项国家级和省部级科研项目,发表国际期刊论文和国内核心期刊论文60余篇,授权专利12项,荣获中华人民共和国教育部科技进步二等奖2项、上海市人民政府科技进步一等奖1项等12项科技奖励。

姚重界

执业医师,国家心理咨询师,上海中医药大学针灸推拿学专业在读博士,中国针灸学会会员。博士期间参与了多项国家级和省部级科研项目,发表了多篇国际期刊论文和国内核心期刊论文。热爱中医,热爱烹饪。主讲过多次小儿推拿及中药食疗相关公益讲座。

副主编

许琪

上海中医药大学公共健康学院食品卫生与营养学副教授，上海中医药大学公共健康学院食品卫生与营养学教研室副主任。美国爱荷华州立大学营养学博士、毒理学博士，美国注册营养师，中国注册营养师。上海市营养学会理事，上海市微量元素学会营养食品专业委员会副主任委员，上海市医学会肠外肠内营养分会青年委员。主要从事天然化合物的抗衰老、抗炎、抗氧化性等研究。在国际期刊和国内核心期刊发表论文 10 余篇。

南俊国

主治中医师，中医儿科学硕士，健康管理师，美国心脏病协会基础生命支持（BLS）及高级心血管生命支持（ACLS）培训导师。现在广东省中西医结合医院儿科及广东省中西医结合医院治未病中心工作，广东省医学教育协会儿科专业委员会委员、广东省医学教育协会风湿免疫学会委员。擅长小儿体质的中医调理、儿科疾病的中医诊治及现代医学危、急重症的急诊救治。主持和参与了 2 项科研项目，发表期刊论文 7 篇，参与编著图书 2 部。

目　录

基础篇　药膳食疗基本知识与儿童药膳特点

应用篇　儿童不同病症的药膳食疗

附录

基础篇 JI CHU PIAN

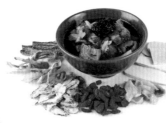

药膳食疗基本知识
与儿童药膳特点

什么是药膳食疗

药膳食疗是我国传统医学宝库的重要组成部分,在治疗疾病、巩固疗效以及疾病预防等方面发挥了极其重要的作用。药膳食疗主要是以食物作为主体直接应用,或辅以其他具有特定功效的中药,经过简单制作、烹调而成的"膳食"。药膳具有药物之性、食物之味的特点,具备了强身、治病的功效,是一种绿色天然、简单实用、安全有效的养生保健方式。

随着现代人们生活水平的提高,日常可见的食物种类也大大增加,有谷物、肉食、蔬菜、瓜果等多种类别,也有鲜品、干品等不同形式。随着季节的变化,食物采集期的不同,营养各有特色,使人有四季常新之感。到目前为止,被人们发现和认识,可供饮食的动物和植物有上千种,常吃的也有几百种。

每一种食物,由于气味和性质的不同,对人体产生的作用和效果也不同,如绿豆能清热解毒、大枣可健脾利湿、丝瓜能清热通络、荠菜能养肝止血、猪肝可补肝明目、牛肉能健脾暖胃、鳝鱼可祛风胜湿、水鸭能补虚滋阴。这些食物的性能,对不同的疾病起着不同的治疗作用。

从现代营养学的观点来看,食物中含有的蛋白质、脂肪、糖类、无机盐和维生素等成分,有营养身体组织、器官的综合作用。而食物的这种综合作用,是其他疗法所不能替代的。

在明确了药膳的含义后,我们就不难理解什么是儿童药膳了。所谓儿童药膳食疗,就是在中医理论指导下,根据儿童的生理特点,对食物、药物合理地进行加工烹饪,从而达到维护儿童健康或防治疾病的一种方法,是中医"治未病"思想的体现。由于小儿脏腑柔嫩,处于不断生长发育的过程中,故生活中巧妙地辅以药膳的办法,对儿童防病治病、强身健体会起到很好的作用。

药膳食疗与中医理论

古往今来，随着人类与疾病斗争的经验不断丰富，我们逐渐认识到某些食物对某些症状或疾病具有较明显的治疗优势，当食疗的需求侧重于治疗疾病时，药膳就此形成。药膳食疗是传统中医文化与饮食文化有机结合的产物，是在中医理论的指导下，单纯利用食物或配以中药，经过一定的加工或烹饪方法，食借药力、药助食威，从而利用药物或食物的功效，进行防病治病、养生保健的一种中医疗法。《周礼》中明确记载了"食疗"位居诸医之首，这充分表明了药膳食疗在调配、治疗疾病方面的重要地位。

《黄帝内经》也认为，人体若要保持健康，就需要"五谷为养，五果为助，五畜为益，五菜为充，气味合而服之，以补精益气"。这充分说明了我们的饮食种类要丰富，互相搭配，取长补短，这不仅是维持机体正常的生理需要，也发挥了饮食搭配对机体健康的积极作用。而"四气五味"与"四季寒温"是我们选择搭配的主要依据，以此来利用食物或药物自然属性的不同偏性，纠正或改善人体内出现的阴阳偏差，从而达到维持人体阴阳平衡的目的。

四气五味学说

四气指"寒、热、温、凉"；五味为"咸、酸、苦、甘、辛"。每一种食物如同中药一样具有"四气、五味"特性，对不同病症，可选择适宜的药膳来调理，如体质虚寒者宜选温补食物，忌寒冷饮；体质实热者应选寒性食物，并忌食辛辣、醇酒等热性食物。在几千年的药膳食疗实践中，人们发现导致疾病恢复期延长，或愈后复发，或突然变症的，多因违背四气五味学说，没有因症选膳的缘故。《黄帝内经》记载："味归形，形归气，气归精，精归化；精食气，形食味，化生精,气生形;味伤形,气伤精;精化为气,气伤于味。"这里所说的"味"为五味,"形"为形体,"气"指元气,"精"指食物化生的精微营养。

四季阴阳

四季阴阳属性主要指:春天属阳,为阴中之阳,天气从冰冷逐渐转化变得温暖;夏天属阳,为阳中之阳,天气从温暖逐渐转化变得非常热;秋天属阴,为阳中之阴,天气从非常热逐渐转化变得凉爽;冬天属阴,为阴中之阴,天气从凉逐渐转化变得非常冷。春、夏、秋、冬对应的五脏分别为肝、心、肺、肾,与四季的阴阳划分是一一对应关系。

根据一年中春、夏、秋、冬四季阴阳气候变化,选择不同的食物调理脏腑。如在夏季常吃消暑清热果品;在冬季宜吃温热辛辣的调味之品,调节机体抗御寒冷变化。《黄帝内经》中就曾记载,春"在味为酸","酸以收敛";夏"在味为苦","苦以坚阴";秋"在味为辛","辛以发散";冬"在味为咸","咸以和软";"圣人春夏养阳,秋冬养阴,以从其根……,故阴阳四时者万物之始终也,死生之本也,逆之则灾害生,从之则疴疾不起"。说明古人十分注重四季饮食与季节协调。元代的《饮膳正要》中也提出"春气温,宜食麦以凉之;夏气热,宜食菽以凉之;秋气燥,宜食麻以润其燥;冬气寒,宜食黍以热性治其寒"。这种运用饮食调节达到保护健康的目的是有科学道理的。

药膳分类和制法

分类

药膳根据其制成形式不同，可分为药膳菜肴、药膳米面食品、药膳饮料、药膳罐头、药膳汤羹、药膳精汁、药膳糕点、药膳糖果、药膳蜜饯等不同种类。

1. 药膳菜肴。药膳菜肴是以蔬菜、肉类、鱼、蛋等为原料，配以一定比例的药物经烹调而成的具有色、香、味、形的特殊菜肴。它包括冷菜（如芝麻兔、山楂肉干）、蒸菜（如虫草金龟、阳春肘子）、煨炖菜（如枣煨猪肘、八宝鸡汤）、炒菜（如首乌肝片、杜仲腰花）、卤菜（如丁香鸭、陈皮油烫鸡）、炸菜（如软炸白花鸽、山药肉麻圆）等。

2. 药膳米面食品。药膳米面食品是以稻米、糯米、小麦面粉为基本原料，加入一定量的补益或性味平和的药物经煮、蒸等方法加工而成的米饭或面食，如豆蔻馒头、人参菠菜饺、八宝粥、人参汤圆等。

3. 药膳饮料。药膳饮料是将药物和食物原料经浸泡或压榨、煎煮或蒸馏等方法处理而制成的一种专供饮用的液体。它包括药膳饮液（如桑菊薄竹饮、鲜藕姜汁、山楂核桃茶、银花露等）和药酒（如人参枸杞酒、三蛇酒等）。

4. 药膳罐头。药膳罐头是将药膳食品按罐头生产工艺制成的一种特殊食品，如虫草鸭子、雪花鸡等药膳罐头制品。它与其他类型的药膳食品相比，具有可长期储存、利于运输保管等优点。

5. 药膳汤羹。药膳汤羹是以肉、蛋、奶、海味等原料为主体，加入味美或味淡的药料经煎煮、浓缩而成的较稠厚的汤液，如归参鳝鱼羹、天麻猪脑羹等。

6. 药膳精汁。药膳精汁是将药物和食物原料用一定的方法提取、分离后制成的有效成分含量较高的液体,如虫草鸡精、人参精等。

7. 药膳糕点。药膳糕点是将适宜制作糕点的药膳原料,按糕点的生产方法制成的药膳食品,如八珍糕、茯苓饼、淮药金糕、枣泥桃酥等。

8. 药膳糖果。药膳糖果是将药物的加工品加入熬炼成的糖料中混合后制成固态或半固态,供含化或嚼食的药膳食品,如薄荷糖、山楂软糖等。

9. 药膳蜜饯。药膳蜜饯是以植物的果实、果皮类的新鲜或干燥原料经药液、蜂蜜或糖液煎煮后,再附加多量的蜂蜜或白糖而制得的药膳食品,如蜜饯山楂、糖橘饼等。

除上述各类外,还有一些药膳食品,如桂花核桃冻、川贝酿梨、淮药泥、桃杞鸡卷等。这类药膳食品与上述各类药膳食品的性质不完全相似,但都具有保健、治疗的作用。

制法

《中华药膳宝典》里解释了"药膳"之所以称为"膳"的两层其含义:其一,是将药物与食物相配伍制成膳食,所以"膳"有饮食之意;其二,是指烹调,《周礼·天官·庖人》说:"春行羔豚膳膏香。"这里的"膳"就是指烹调。所以,要想将苦口的良药变成可口的佳肴,必须讲究烹调的技艺。换言之,药食与烹调技术相结合的产物就是药膳。那么,怎样将常用的烹调方法用来制作药膳呢?

1. 炖。此为制作药膳最常用、最简单的一种方法。即将药物在经过必要的炮制加工后,与食物同时或先后下入砂锅中,加入适量的水,置于武火上烧沸,去浮沫后再置文火上炖至酥烂的烹制方法。

2. 焖。即在锅内加菜油适量,将药物和食物同时放入,炒为半成品后,再加入姜、葱、花椒、盐和少量汤汁,盖紧锅盖用文火焖熟的烹制方法。

3. 蒸。是将药物和食物拌好调料或附着剂(如米粉包、菜叶包等),放入容器内,装入屉里(或放在锅里)盖好盖,通过加热产生高温蒸汽而使原料成熟的一种烹调方法。

4. 烧。即先将食物经过煸、煎、炸的处理后,进行调味、调色,然后再加入药物和汤或清水,用武火烧开,文火焖透,烧至汤汁稠浓。

5. 煨。即用微火慢慢地将药物与食物煮熟。它与炖相仿,不同的是火候。炖是先武火后文火,煨则一直用文火。

6. 炸。即先在锅内放入大量植物油,待油热后,将原料入锅内进行油炸,用武火烹制,有爆炸声,炸熟即起锅的烹调方法。注意掌握好火候,防止油温过热将原材料烧焦。

7. 卤。将药物与食物初加工后,先按一定的方式配合后,再放入卤中,用中火逐步加热烹制,使其渗透卤汁,直至成熟的烹调方法。

8. 炒。先把药物与食物准备好,一般用大火将锅烧热后下菜油,先用油滑锅,再依次下药物与食物,并用平勺或锅铲翻拌(动作要敏捷),断生即成的烹调方法。

9. 煮。将药物与食物放在锅内,加汤汁或清水适量,并用武火煮沸,再用文火烧熟的烹调方法。

药膳的应用原则

根据疾病

病症有寒热之分，食物同样也有寒热之分，如食物中的面粉、姜、葱、蒜、羊肉、牛肉属温性；而小米、绿豆、白菜、西瓜、甲鱼属寒性。寒症应予以热性饮食，忌食生冷咸寒，外感风寒症可选食适量的生姜、葱、蒜等辛散之品；热盛伤津，可选食西瓜、绿豆、梨等寒凉滋阴之品，即"寒者热之，热者寒之"。

根据脏腑

古人根据五行学说，把饮食分为五味，五味入胃后，各归所喜脏腑和部位，分别滋养脏腑之气。五味对人体既可单独发挥滋补作用，又可相互共济。对于不同部位和脏腑之病，也要根据所喜所克的规律调节饮食，如《黄帝内经》中所说："病在筋，无食酸；病在气，无食辛；病在骨，无食咸；病在血，无食苦；病在肉，无食甘。"故对于不同病症，运用药膳应遵循相互资生、相互制约、补偏救弊的原则。

根据正气虚损

病症本质皆属邪正相争，无论病中或病后，正气必然遭到不同程度的损耗。本着"虚则补之"的原则，采用药膳补法时，以"五谷为养，五果为助，五畜为益，五菜为充"的原则来补益精气，可以起到单独用药治疗所不能起到的作用，所以有"药补不如食补"之说。如当归生姜羊肉汤、人参鸡汤等，选用羊肉、土鸡等补益气血、益精生髓，与药膳中的药物发挥协同作用。

根据病后饮食调剂

病后康复,除要顾护正气外,还应避免由于饮食不当使疾病复发或遗留后遗症。

儿童药膳应用特点

要想准确、合理地应用儿童药膳，需要了解儿童生理、病理的特点，从而有的放矢，精准使用儿童药膳食疗。

儿童从出生到成年，经历着不断生长发育的过程，无论是在生理还是病理方面，他们都与成年人是不同的，因此不能简单地把儿童视为成人的缩影。在传统中医学中，历代儿科医家对儿童的特点也进行了各种各样的论述，但归纳起来，主要是分为生理特点和病理特点。掌握这些特点，对于儿童的防病保健具有重要的意义。

儿童的生理特点，主要有两个方面：

第一，脏腑娇嫩、形气未充。脏腑，即五脏六腑；形是指形体结构，即四肢百骸、筋肉骨骼、精血津液等；气指的是生理功能活动，如肺气、脾气等。儿童时期机体各器官的形态发育和生理功能都是不成熟和不完善的，其五脏六腑的形和气都处于相对不足的状态，尤其以肺、脾、肾三脏更为突出。因此，历代医家把这种现象称为"脏腑娇嫩，形气未充"。如《黄帝内经》中说"婴儿者，其肉脆、血少、气弱"；《诸病源候论》中提出"小儿脏腑之气软弱"；《小儿药证直诀》中认为儿童"五脏六腑，成为未全……全而未壮"。因此，儿童无论是在物质基础还是在生理功能上，都是不完善的，需要在养护的时候格外注意。

第二，生机蓬勃、发育迅速。儿童生理的另一个特点是生机蓬勃、发育迅速。由于儿童脏腑娇嫩、形气未充，因此在生长发育过程中，在不断向着完善和成熟的方面发展，年龄越小，则生长发育的速度也越快。《颅囟经》中指出："凡孩子三岁以下，呼为纯阳，元气未散。"所谓"纯阳"，是指儿童在生长过程中表现出的旺盛生机，好比旭日初升、草木方萌。因此，儿童阶段的养护在孩子的一生中具有重要意义，为将来的身体健康奠定了基础。

生长发育是儿童时期不同于成年人的最根本生理特点，一般以"生长"表示形体的量的增长，"发育"表示功能活动的进展，二者密不可分。生长发育是一个连续的、有阶段性的过程，在整个儿童时期，生长发育不断进行，但生长速度呈阶梯式增长。在生长发育过程中，各器官系统的发育顺序也遵循一定的规律，有各自的生长特点以适应环境的变化，并遵循由上到下、由低级到高级、由简单到复杂的规律。但这样的总规律也不是绝对的，在一定范围内还受遗传和环境因素的影响，存在着较大的个体差异。因此，儿童的生长发育有一定的正常范围，但所谓的正常值也不是绝对的，必须考虑遗传和生存环境对个体的不同影响，从而做出正确的判断。

根据以上特点，中医食疗药膳具有其独特优势。由于小儿生长发育迅速，新陈代谢旺盛，常需一日三餐甚至多餐满足所需。因此，若通过调摄饮食、运用药膳的方法加以调理，可高频、持久发挥疗效。此外，药食同源，进食和防治疾病同时进行，一举两得，避免了打针吃药的痛苦和不良反应的发生，通过色香味俱全的食品，较为满意地解决了儿童对口感的挑剔，也满足了他们所需的营养。

儿童的病理特点，主要也有两个方面：

第一，发病容易、传变迅速。《医学三字经》提出"稚阳体，邪易干"，说明儿童脏腑娇嫩、形气未充，在体质和生理功能上较为脆弱，因此在病理上不仅发病容易，而且传变迅速。由于儿童对于疾病的抵抗力较差，加上冷暖不能自调、乳食不知自节，一旦平日养护调理出现疏忽，就容易因邪气入侵而感染外邪，因饮食所伤而导致内伤，因此外感时邪和肺、脾二脏的病证更为多见。儿童在得病之后，病情往往会变化迅速，主要表现在疾病的寒热虚实容易互相转化或是同时并见，《小儿药证直诀》也指出，小儿"脏腑柔弱，易虚易实，易寒易热"。因此，儿童病情中虚实寒热的变化比成人更为错综复杂，必须做到辨证清楚、诊断正确、治疗及时。

第二，脏气清灵、易趋康复。儿童病情在发展、转归的过程中，虽然有传变迅速、病易恶化的特点，但由于儿童是"纯阳之体"，生机蓬勃、精力充沛、脏气清灵,且病因单纯,在患病后经过及时恰当的治疗和护理,病情比成人更容易好转。即使出现危重症候,只要积极进行治疗,往往可以做到预后良好。因此,《景岳全书》中认为儿童"脏气清灵,随拨随应,但能确得其本而摄取之,则一药可愈,非若男妇损伤积痼痴顽者之比"。

儿童药膳应用注意事项

随着社会经济的发展，人们的思维观念也在不断改变，大多数家长已经开始自觉抵制抗生素、激素等药物的滥用。在这种情况下，非药物疗法成了未来疾病预防和治疗的新的发展方向，而药食同源的药膳食疗无疑是最佳选择之一。但是，在儿童药膳的具体应用方面，依然还是需要注意一些问题。

对症下膳

药膳食疗虽然是一种安全的绿色疗法，但是不同的中药和食材也有各自的偏性，配合使用的过程中会出现相生相克的情况。因此，必须要结合实际，严格按照中医理论来使用药膳，避免出现用药禁忌问题；更不可完全照本宣科，应当根据儿童自身的实际情况合理运用药膳食疗。对不同体质的儿童，应当辨证论治使用适宜的药膳，如体质虚寒者宜选温补类食物，平日须忌寒性食物及冷饮；而体质实热者在食疗时应选择稍偏寒性的食物，并忌食辛辣、醇酒等热性食物。许多家长因为疏忽，导致孩子本来已经治愈的疾病反复发作甚至迁延不愈，或使得原本普通的轻症突然变症引起加重，这与平时在儿童的饮食上没有合理选膳具有密切关系。

综合调理

药膳食疗不良反应小，适用于生长发育期的儿童，在于其药食同源，因此"药膳"主要还是一个食物的概念。所以无论是从使用情况来看，还是从缓解病痛、疾病疗效等方面来看，药膳食疗的作用都相对比较有限，更多适用于慢性病的调理以及各种亚健康状态调理,以辅助治疗为主。在很多疾病的治疗方面,如果过于倚重药膳食疗,不仅起不到治疗的效果,还可能会导致孩子的病情加重。因此,绝对不能单纯以药膳食疗代替医院的常规治疗,而应当在常规治疗的基础上,在医生的指导下结合食疗进行调理养护。比如当孩子出现湿疹时,医院一般会选择抗过敏的西药甚至激素作为常规治疗,如果能在辨证论治的基础上在食物中配以清热除湿的薏米、活血解毒的黑豆等,就能够达到辅助治疗、标本兼治的目的。

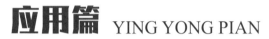

应用篇 YING YONG PIAN

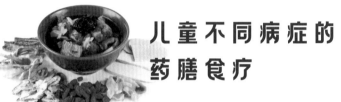

儿童不同病症的
药膳食疗

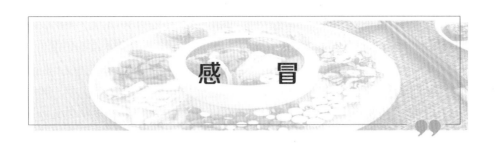

感　冒

感冒俗称"伤风感冒",是小儿的常见病,一年四季都可能发生,但是在冬春季节以及气候骤变的时候更容易发生。感冒是有风寒、风热、暑湿感冒之分的,因此家长们千万不要胡乱给孩子用药。要知道,90%的小儿患的是风寒感冒,可药店里的感冒药90%却是寒性的、凉性的,因为乱用药而误治的情况非常多。

孩子着凉是感冒最常见的原因,一般感冒可以有发热、怕冷、鼻塞、流涕、咳嗽、打喷嚏等症状。婴儿感冒还可能伴有上吐下泻甚至高热抽搐。小儿在发热时,呼吸速度增快,口唇干燥,小便变少,身体里的水液消耗较大,中医称之为热伤津液,因此要多给病儿喂温开水,吃稀软饮食。

感冒的分类

中医上的感冒是有风寒、风热、暑湿感冒之分的,因此家长们千万不要胡乱给孩子用药。很多家长其实也知道感冒分成几类,但是具体怎么分,各有什么样的症状,很多家长却比较糊涂。因此,在此向大家介绍一下各种感冒的类型。

1. 风寒感冒。风寒感冒经常发生在寒冷季节,由风寒外袭所致,也是小儿最容易患的一种感冒类型。得了风寒感冒的孩子,往往会怕冷,发热却不出汗,头痛,身上也痛,鼻流清涕,打喷嚏,咳嗽,口不干,咽喉不发生红肿而且不会疼痛,有的家长还会在孩子的指纹上看到发红的情况。

2. 风热感冒。风热感冒可由风热引起,也可以由风寒感冒转化而来。风热感冒最典型的症状就是发热,怕风,会出汗,鼻涕和痰会变得浑浊甚至发黄，打喷嚏、咳嗽，会非常口渴想喝水，咽喉会发红并且肿痛，这一点也是鉴别风寒、风热感冒的要点。另外，还会在孩子的指纹上看到发紫的情况。

3. 暑湿感冒。这种感冒其实也经常发生，但是家长们往往把它归类到风热感冒中去。暑湿感冒发生于夏季，是因为感受到暑湿之邪而引起的。特别是在湿气比较重的地方，暑湿感冒尤为多。暑湿感冒的孩子也会发热、头痛，但是会伴随一系列的肠胃不适症状，比如食欲不振、恶心呕吐、拉肚子等。很多家长会以为这是孩子吃坏东西，或是天气热引起的胃口不好，其实是因为感冒而引起的。

饮食调养原则

宝宝感冒并不可怕，正确地调理饮食是一条很重要的康复原则。一日三餐营养均衡是至关重要的。

当感冒或发热时，人体将需要比平时多得多的能量去战胜病魔，同时人体的免疫系统也依赖各种各样的氨基酸来修复。当人体遭受病毒侵扰的时候，人体内就会产生大量免疫球蛋白，能中和某些感染因子，遏止住感冒或发热。使人体处于良好的免疫状态的这些蛋白质多来源于蛋类、瘦肉和豆制品等食物。

当宝宝感冒时，应选择容易消化的流质食物，如菜汤、稀粥、蛋汤、蛋羹、牛奶等。饮食宜清淡少油腻，既满足营养的需要，又能增进食欲。可供选择的有白米粥、小米粥、小豆粥，配合甜酱菜、大头菜、榨菜或豆腐乳等小菜，以清淡、爽口为宜。保证水分的供给，可多喝酸性果汁如山楂汁、猕猴桃汁、红枣汁、鲜橙汁、西瓜汁等以促进胃液分泌，增进食欲。多食富含维生素C、维生素E的食物及红色食物，如番茄、苹果、葡萄、枣、草莓、橘子、西瓜以及牛奶、鸡蛋等，以预防感冒。

锌对调节免疫功能十分重要，是人体不可缺少的微量元素，人体中许多酶必须有锌的参与才能发挥作用。此外，锌还能抗感染。有研究表明，每天摄入50毫克的锌就可以预防小儿感冒，海产品、瘦肉、粗粮和豆类食品都富含锌。

饮食宜少吃多餐。若宝宝热度减后食欲较好，可改为半流质饮食，如小馄饨、菜泥粥、肉松粥、蛋花粥、龙须面等，以养胃气。切不可"大鱼大肉"饮食。

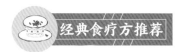

❈ 1. 风寒感冒 ❈

▶ **葱豉汤** ◀────────

材　料　葱白2根，豆豉10克。

制用法　在砂锅中倒入清水一碗，然后放入豆豉，煮沸约3分钟后，再放入葱白出锅。汤液出锅后必须趁热服用，每日1～2剂，服后盖被而睡，得微微出汗为佳。

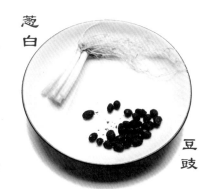

葱白

豆豉

按　语　小儿机体的防御功能尚未完善，所以他们往往较易受到风寒之邪侵袭，常见的症状就是怕冷、发热、头痛、鼻塞流清涕、打喷嚏、无汗等。我们在进行中医治疗时，以发散风寒为主要原则，使孩子微微出汗为奏效。我们这里推荐的这个方，所用葱白为小葱的白色茎，李时珍谓葱白"生辛散，熟甘温，外实中空，肺之菜也，肺病宜食之。肺主气，外应皮毛，其合阳明，故所治之证……皆取其发散通气之功"。可见葱白能驱散体表的风寒之邪。淡豆豉是以黑大豆配桑叶、用青蒿煮蒸后发酵而成的，功效是解表宣郁除烦，擅长治疗感冒寒热、头痛、胸闷烦躁。《本草经疏》说："豉，惟江右谈者治病。《经》云味苦寒无毒，然详其用，气应微温。盖黑豆性本寒，得蒸晒之气必温，非苦温则不能发汗、开腠理，治伤寒头痛、寒热及瘴气恶毒也。"由此可见，葱、豉均能发汗，一起使用可以互补不足，增强效用。因此，这个方子是中医临床预防或治疗风寒感冒的首选处方。因为二者都是可食可药之品，应用中不仅安全无毒，而且有发汗散寒、祛风宣肺之功，用于小儿风寒感冒初起效验最佳。使用时还应注意的是，要趁热服用，服用后加盖衣被能促出汗，提高疗效。

▶ 姜葱红糖饮 ◀

材 料 生姜5～10克，葱白3～5根，红糖适量。

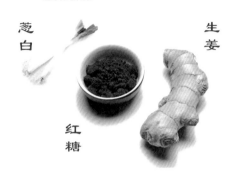

葱白 生姜 红糖

制用法 将三味药放入砂锅中，并加入适量清水，水煮沸约5分钟后出锅。汤液出锅后必须趁热服用，每日1～2剂，服后盖被而睡，得微微出汗为佳。

按 语 我们常说"三片生姜一根葱，不怕感冒和伤风"，小儿患伤风感冒喝姜葱红糖饮，既能补充体内丢失的水分，起到降温、退热和杀菌作用，又能帮助发汗和排尿，有利于排出体内毒素。方中生姜辛温发表散寒，兼能止呕，还能温肺止咳。葱白"生辛散，熟甘温，外实中空，肺之菜也，肺病宜食之。肺主气，外应皮毛，其合阳明，故所治之证……，皆取其发散通气之功"。因此，在生姜中辅以通阳、解表的葱白，以增强其发表散寒之力。再入甘温的红糖可润心肺，和中助脾，既可调味，又可防姜、葱发散太过。因此，这个方子对小儿风寒感冒初起有肺寒咳嗽症状，或有恶心欲吐的情况非常适用。使用时还应注意的是，要趁热服用，服用后加盖衣被能促出汗，提高疗效。

▰ 2. 风热感冒 ▰

▶ 双花饮 ◀

材 料 金银花20克，山楂5克，蜂蜜30克。

制用法 将金银花、山楂放入砂锅中，加清水适量。先用大火煮沸后，再用小火煎煮15分钟，滤去残渣，加入蜂蜜，拌均匀即可出锅。

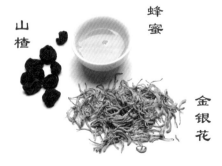

蜂蜜 山楂 金银花

可倒入茶壶中随时饮用。每日1剂,频饮。

    按　语　小儿风热感冒多见发热恶风,有汗出,流脓涕,口燥咽痒咽痛,舌质红,苔薄黄等表现,中医认为致病因素为风热之邪,若能祛除之,感冒可愈。金银花又名忍冬花,李时珍曾形容"其花长瓣垂须,黄白相半,而藤左缠,故有金银、鸳鸯以下诸名"。后人又因其一花有两色而称双花、二花等。本品质地轻,既有发散风热之功,又能清热解毒,尤为治风热感冒所首选。现代研究亦证实,金银花有抗菌、抗病毒、消炎等作用,故本方以之为主药。山楂为消食化积,增进食欲之品,小儿脾胃功能尚未发育成熟,凡疾病发生时或多或少都会受到影响和损伤,以致营养的补充和消化吸收发生障碍。方中配以"健胃,行结气"的山楂,起到调理脾胃的作用;再辅以"和营卫,润脏腑,通三焦,调脾胃"的蜂蜜,可使三味协调奏效,发挥疏风清热,驱外邪;消食和胃,补脾土;润燥利咽,防津伤等功效。故适用于小儿风热外感伴干咳不爽、纳食不振者。

▶ 桑菊薄荷饮 ◀

    材　料　桑叶、菊花各5克,竹叶、白茅根各10克,薄荷3克。

    制用法　将以上诸药切成小段,放入杯内。用沸水冲泡后,盖上盖子,浸泡10分钟,去渣后服用。也可加入适量白糖以调味。每日1剂,频饮。

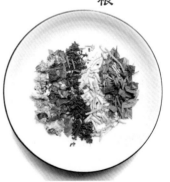

菊花　桑叶　薄荷　白茅根　竹叶

    按　语　本方中,桑叶甘苦性凉,可疏散上焦风热,且善走肺络,能清宣肺热而止咳;菊花辛甘性寒,疏散风热,清利头目而肃肺,二药轻清灵动,直走上焦,协同为用,以疏散肺中风热,所以作为主药。白茅根能"和上下之阳,清脾胃伏热,生肺津以凉血";竹叶主治"暑热消渴,胸中热痰,伤寒虚烦,咳逆喘促",二者相配合,既可辅助桑叶、菊花疏散风热,又可清热除烦。因此,当小儿发生风热感冒夹杂肺热咳喘,或者兼见睡眠不安,头痛身热的情况时,使用本方比较适宜。

◈ 3. 暑湿感冒 ◈

▶ 香仁茶 ◀

材　料　香薷、藿香、薏苡仁各 10 克，山楂 8 克。

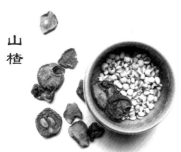

薏苡仁

山楂

制用法　将以上各味药放入砂锅中，加入适量清水。用大火煮沸后，再用小火煎煮至原水量的三分之一左右，滤去残渣即可饮用。也可加入适量白糖以调味。每日 1 剂。

按　语　中医认为小儿夏季感冒多与暑湿之邪侵袭有关，临床多见发热、少汗、头痛身重、食欲不振，并伴有呕吐，腹泻，舌苔厚腻等表现。现代人度夏多依赖空调，故所谓"空调病"也随之出现。据临床观察，"空调病"患儿中有不少是属于中医的暑湿感冒证。此类感冒的治疗既要祛除外邪之暑邪，又要渗利内生之湿浊，故较其他季节所生之感冒的治疗难度大一些，本方所选的香薷药用价值很高，被李时珍誉为"夏月解表之药"。藿香则常被人们作为香料使用，中医认为气味芳香的药物多能散邪化湿，《本草纲目》称其能"治风水毒肿，去恶气，止霍乱心腹痛"，现代亦作为祛暑解表、化湿健脾的首选药。本方以两味组合而为主要药物，兼备外散暑邪而解表，内化湿浊而运脾之功。再配以薏苡仁、山楂，意在增强全方的健脾化湿、开胃消食之效，可以较全面地调理患儿的内环境状态，促其尽快恢复健康。因此，此方适用于小儿暑天感冒且有食欲不振，并伴有呕吐、腹泻的情况。

▶ 绿豆银花汤 ◀

材　料　绿豆 30 克，金银花 15 克。

制用法　绿豆洗净，加适量清水后煮成绿豆汤。另取金银花，加水适量，煎沸约 10 分钟，取液，倒入绿豆汤内，搅拌即可。每日 1～2 剂，频服。

按　语　方中绿豆味甘，性寒，有清热解毒、消暑、利尿、祛痘的作用。据《本草纲目》记载，绿豆"厚肠胃。作枕，明目，治头风头痛。除吐逆。治痘毒,利肿胀"。金银花质地轻,既有发散风热之功,又能清热解毒,与绿豆合用,既可助绿豆清热解暑,又可增强其解毒之力,所以可治疗暑热感冒。本方适用于小儿暑天感冒,伴有疔肿、热痱的症状。

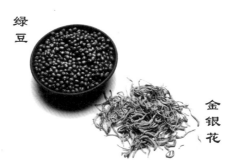

绿豆

金银花

专家建议

感冒的食疗,食物宜清淡稀软,可吃流质或半流质食物,如白米粥、小米粥、藕粉、烂面糊等。为了促进小儿食欲,可在温开水中加入适量带酸味的果汁,能多喝时就多喝一些,不必限量,因为在发热期多喝温开水非常重要。根据个人的喜好,还可给小儿喝牛奶、豆浆或杏仁粉。杏仁粉既可生津止渴,又可清热止咳化痰,对发热、咳嗽痰多的病儿是理想的食疗佳品。小儿发热时须忌油腻食物。

其他实用疗法

● 脐疗方

葱姜豆豉糊

【组方】 葱白、生姜、豆豉、食盐各适量。

【制用法】 将上药择净,共捣烂如泥糊样,炒热,外敷于脐孔处,敷料包扎,胶布固定,每日换药1次,连续2~3天。

【功用】 疏风散寒,宣肺止咳。适用于风寒感冒。

杏苏白芷糊

【组方】 紫苏叶、杏仁、白芷各10克,连须葱白3根,生姜1片。

【制用法】 将诸药择净,研为细末,同生姜、葱白捣烂,加蜂蜜适量调匀,填在肚脐中,敷料包扎,胶布固定,每日换药1次。

【功用】 疏风散寒。适用于风寒感冒。

桑菊糊

【组方】 杏仁、桔梗各 6 克,连翘 5 克,桑叶 8 克,菊花 3 克,薄荷、甘草各 2 克。

【制用法】 将上药择净,研为细末备用。葱白 3 根,芦根 3 节,水煎取汁,同蜂蜜适量,与诸药末调匀,外敷于肚脐中,敷料包扎,胶布固定,每 12 小时换药 1 次,至愈为度。

【功用】 疏风清热。适用于风热感冒。

风寒感冒贴

【组方】 羌活 10 克,苍术、白矾各 6 克。

【制用法】 将上药择净,研为细末备用,每次取药末适量,外敷于脐孔处,敷料包扎,胶布固定,每次 6 小时,每日换药 2 次,连续 3～5 天。

【功用】 疏风散寒。适用于风寒感冒。

风热感冒贴

【组方】 连翘、金银花各 4 克,牛蒡子、桔梗、薄荷各 2.4 克,竹叶 1.6 克,生甘草、淡豆豉各 2 克,荆芥穗 1.6 克。

【制用法】 将上药择净,研为细末备用,每次取药末适量,外敷于脐孔处,敷料包扎,胶布固定,每次 6 小时,每日换药 2 次,连续 3～5 天。

【功用】 疏风散热。适用于风热感冒。

● 针灸疗法

针刺:取大椎、曲池、外关、合谷。头痛加太阳,咽喉痛加少商。用泻法,1 日 1～2 次。用于风热感冒。

艾灸:取大椎、风门、肺俞。用艾炷 1～2 壮,依次灸治,每穴 5～10 分钟,以表面皮肤潮红为宜,1 日 1～2 次。用于风寒感冒证。

● 刮痧疗法

取前颈、胸部、背部,首先涂抹刮痧油,刮拭 5～10 分钟,均以操作部位发红出痧为宜。适用于 3 岁以上体质壮实儿童。用于暑湿感冒证、风热感冒证。患皮肤疾病者忌用。

开天门,退坎宫,揉太阳,清肺经,清大肠;用摩法轻摩患儿脊柱,自上而下3～5遍,再用示、中二指指腹直推脊柱100次。1日1～2次。

平时养护要点

预防

经常让孩子参加户外活动。呼吸新鲜空气,多晒太阳,加强锻炼;随气候变化,及时为孩子增减衣服;避免与感冒患者接触,感冒流行期间少去公共场所。

调护

居室保持空气流通、新鲜。给孩子的饮食宜清淡、易消化,忌食辛辣、冷饮、肥甘厚味。时刻注意观察孩子的病情变化。

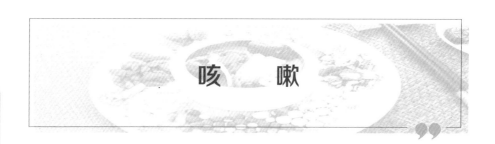

咳　嗽

咳嗽是小儿呼吸道疾病中最常见的证候，临床以咳嗽、有痰、发热或无热为主要特征。现代医学的急慢性支气管炎、气管炎等都属于此病范围。本病一年四季均可发生，以冬春二季发病率高。任何年龄的孩子皆可发病，以婴幼儿为多见。咳嗽分为外感咳嗽和内伤咳嗽。

因小儿形气未充，肌肤柔弱，卫外功能差；小儿又不知自调寒温，难以适应外界气候的变化，所以容易被风寒、风热、风燥所侵袭，从而引起外感咳嗽。同时，小儿肺脾虚弱，容易为乳食、生冷、积热所伤，导致脏腑功能失调，痰浊内生，从而引起内伤咳嗽。在临床中，小儿咳嗽多以外感为多见。

咳嗽的分类

如果说感冒还会有一些家长知道分为好几种类型，要用不同的方法来治，那么咳嗽就很少有家长会知道它的分型了。如今，市面上各种各样的止咳糖浆层出不穷，很多家长们也是在不了解病情的情况下盲目选择一些看似很有用的糖浆。殊不知，不了解孩子的病情就随意选择止咳糖浆，不但可能会对缓解病情毫无作用，而且更可能会加重孩子的病情。

咳嗽在中医里是以八纲辨证为纲，根据起病方式、病程长短以及临床症状分为外感咳嗽和内伤咳嗽。一般来说，发病比较急，病程短，并且伴有发热、怕冷等类似感冒症状的，大多属于外感咳嗽；发病比较慢，病程比较长，并且伴有不同程度的其他问题时，大多属于内伤咳嗽。

外感咳嗽一般邪气盛而正气未虚，因此不能过早使用滋腻、收涩、镇咳之药，以免留邪。因此，此类咳嗽是绝对不能随意使用止咳糖浆的。外感咳嗽又分为风寒袭肺与风热犯肺。

风寒袭肺常见于冬春寒冷季节,是因为风寒之邪袭肺而造成的。患此类咳嗽的孩子往往起病比较急,咳嗽非常频繁,再加上鼻流清涕、咽喉发痒、发热怕冷等一系列类似风寒感冒的症状。孩子的指纹还会有一些发红的情况。

风热犯肺可因风热之邪犯肺而造成,也可因风寒袭肺转化而来。患此类咳嗽的孩子会有咳嗽不爽,痰黄黏稠,不容易咯出的情况。孩子往往会伴有口干、咽喉肿痛等类似风热感冒的症状。孩子的指纹还会有一些发紫的情况。

内伤咳嗽主要分为痰热壅肺与肺脾气虚这两类。痰热壅肺大多是因为邪热生成痰,痰热结于气道而造成的;也可因为脾胃积热,或心肝火旺,痰热积聚于肺所致。患此类咳嗽的孩子咳嗽时往往痰多并且色黄黏稠,咳嗽剧烈并伴有气喘、气促,有发热口渴、烦躁不安的情况,并且伴随小便发黄、大便干结的症状。若仔细观察,会发现孩子的指纹呈现暗紫色。

最后一种是肺脾气虚的情况。肺脾气虚咳嗽的孩子往往咳嗽是无力的,痰白,脸色也发白,气短不爱说话,即使说也是声音低微的。还会有怕冷、吃不下饭、平时经常容易感冒的情况。这些症状常常是由于咳嗽久了恶化而来的。孩子的指纹显示为淡红色。

饮食调养原则

孩子的脾胃虚弱,若饮食不节,过食生冷、辛热、香辣,多食肥甘厚味都可伤及脾胃,脾胃伤而不能消化食物,水谷精微不能传输而聚液为痰,上储于肺便可引起咳嗽。

风寒犯肺型咳嗽起病较急,表现为咳嗽、痰白清稀、流清涕、鼻塞喷嚏、头痛身痛、怕冷、身微热。宜食味辛性温热的食品,如生姜、白葱、豆豉等。忌食生冷寒凉,包括各种冰制饮料、属寒凉性质的瓜果(如西瓜、梨、香蕉、猕猴桃等)以及酸味、涩味的食物(如醋、酸白菜、泡菜、山楂、乌梅、酸柑橘、白果、藕节及未成熟的柿子、海棠果等)。

风热犯肺型咳嗽表现为流黄浊涕、咳嗽吐黄色黏稠痰,伴有发热汗出、咽干痛痒、口渴喜饮。宜食辛凉清淡食品,以疏散风邪、清热解毒止咳,如菊花、茶叶、白菜、白萝卜、雪梨、甜橙等。忌食酸味、涩味食品(如醋、酸菜、酸梨、酸橘、酸葡萄、酸李子、柠檬、山楂及柿子、石榴、橄榄等果品)、辛热食物(如大葱、姜、辣椒、大蒜、韭菜、茴香、芥菜等蔬菜及龙眼肉、大枣、栗子、核桃仁、杏等果品)以及肥甘厚味之品。

痰热蕴肺型咳嗽表现为咳嗽痰多，痰黄稠黏难以咳出甚至喘促气急、喉中痰鸣、鼻翼发青或痰中带血，并伴有发热、面赤唇红、口渴烦急、大便干燥、小便色黄、舌苔黄、舌质红、脉急。宜食辛凉或甘寒、苦寒之食物，如竹笋、西瓜、荸荠、甘蔗等。忌食厚味油腻，尤忌辛辣食品，如大蒜、生姜、蒜、茴香、辣椒、花椒、肉桂、巧克力、咖啡、可可粉以及酒类。

脾肺气虚型咳嗽表现为咳嗽无力、喘促气短、食欲下降、舌苔薄白、舌质淡、脉缓无力或沉。宜食补肺脾气的食品，如山药、薏苡仁、牛肉等。忌食油腻、辛辣、寒凉食品。

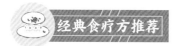

◼ 1. 风寒袭肺证 ◼

▶ **百部生姜汁** ◀

材　料　百部 10 克，生姜 6 克，蜂蜜少许。

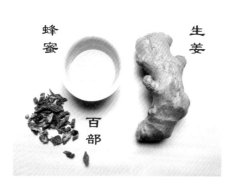

制用法　在砂锅中放入百部、生姜，并加入适量清水。煮沸后继续小火煎煮，5～10 分钟后出锅，调入蜂蜜后趁热分次服用。每日 1～2 剂。

按　语　百部生姜汁有良好的止咳化痰作用，不论寒热新久之咳者皆可使用，尤对风寒闭肺的孩子有显著疗效。百部生姜汁载于《补缺肘后方》，"生姜汁，百部汁。和同合煎，服二合"。百部性味甘、苦，微温，归肺经；而生姜性味辛，微温，归肺脾胃经。百部能润肺下气止咳，生姜能散寒解表，温肺止咳。两者搭配增强了宣肺平喘、解表散寒的功效,还可加入少量蜂蜜,既能调味,也有止咳化痰之功。禁食过甜、过咸、温热、油腻、辛辣之食物。

▶ 杏仁陈皮粥 ◀

材料 杏仁 6 克(去皮尖),陈皮 10 克,生姜 6 克,大枣 5 枚(去核),粳米 150 克,牛奶 30 毫升。

制用法 将杏仁研成泥,调入牛奶混合后取汁;将陈皮、生姜、大枣用水煎取汁水,在药汁内放入粳米煮粥,米将熟时放入杏仁汁再稍煮即成。一日分数次趁热服用。

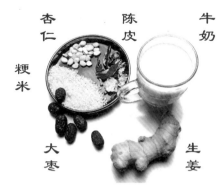

按语 《本草求真》有言:"杏仁,既有发散风寒之能,复有下气除喘之力,缘辛则散邪,苦则下气,润则通秘,温则宣滞行痰。杏仁气味俱备,故凡肺经感受风寒,而见喘嗽咳逆……无不可以调治。"本方主要用杏仁来宣肺止咳,降气平喘。陈皮性温,味辛、苦,温能行气,辛能发散,苦而泄水,因此可导胸中寒邪,还能燥湿化痰。生姜发散风寒;粳米、大枣及牛奶补益肺胃。全方不但帮孩子驱走体内的寒邪,而且兼顾保护孩子的脾胃功能,非常适用于风寒咳嗽,喘急痰多,体质虚弱,胃口不好的孩子。

▰ 2. 风热犯肺证 ▰

▶ 生姜五汁饮 ◀

材料 生姜汁 25 毫升,梨汁、萝卜汁、鲜芦根汁、鲜百部汁各 50 毫升(无鲜品者可用干品浓煎取汁),蜂蜜 50 克。

制用法 将上述各种药汁混匀后,调入蜂蜜,煮沸后放入容器中待用。每次喂孩子服用 1 汤匙,每天 3 次。

按语 方中百部能润肺下气止咳,生姜本是温热药物,如今在各种寒凉药物的调和下去性存用，取其宣肺止咳之用。两者搭配增强了宣肺平喘、清热化痰的功效。而李时珍在《本草纲目》中提到萝卜能"大下气、消谷和中、去邪热气"，故取萝卜辛凉宣散的作用。而梨汁、芦根汁均能清泄肺热，在加入少量蜂蜜后，既能调味，也有止咳化痰之功。全方共奏清热宣肺、生津止咳之功，适用于小儿风热犯肺型咳嗽，兼有干呕症状者。

▶ 雪梨汁 ◀

材　料　雪梨 1 只，川贝母 3 克，桔梗 3 克，菊花 9 克，冰糖 20 克。

制用法　雪梨洗净后去核，切片。将雪梨片与上述诸药以及冰糖共同放入砂锅中加入适量清水同煎，煎煮 15～20 分钟后出锅。每日 1 剂，分次服。

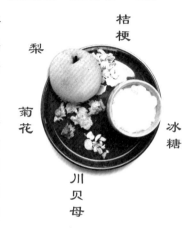

梨　桔梗　菊花　冰糖　川贝母

按　语　梨有清热生津，润肺滑肠之功。因其性寒凉，多食可致人腹泻，但从食疗角度而言，其清热生津之功甚佳，自古即有以之配方治病的用法。据《本草纲目》记载，"梨者，利也，其性下行流利"，药用能治风热、润肺、凉心、消痰、降火、解毒。医学研究也证明，梨确有润肺清燥、止咳化痰、养血生肌的作用。方中雪梨甘寒清热，润肺止咳；川贝母、桔梗止咳祛痰；菊花疏散表热。最后加入冰糖调味，是小儿最喜爱的食疗方之一。全方具清热解表、止咳祛痰之效，适合风热犯肺兼痰多稠黄的孩子服用。

◆◆ 3. 痰热壅肺证 ◆◆

▶ 苡仁雪梨饮 ◀

材　料　薏苡仁 15 克，山药 9 克，竹叶 30 片，雪梨 1 只。

制用法　雪梨洗净后去核，切片。将雪梨片与上述诸药共同放入砂锅中同煎，加清水 1 000 毫升。煎煮至 800 毫升后出锅，滤取汁液。每 2 日 1 剂，频频喂服。

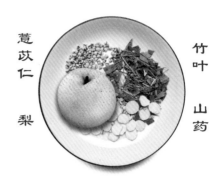

薏苡仁　梨　竹叶　山药

按语 中医认为，脾为生痰之源，而小儿病变也多以脾虚失运为病理基础。根据藏象理论，肺为脾之子，邪袭肺病最易殃及脾脏，而治疗上欲驱肺邪，应先补脾土，此所谓"培土生金"。本方所用薏苡仁、山药均为益气健脾之品，李时珍亦称前者能"健脾益胃，补肺清热"，后者有"健脾胃，止泻痢，化痰涎"之功。因本病多由热邪所致，故配有"去烦热，利小便，清心"之功的竹叶，以及有"润肺凉心，消痰降火"之功的雪梨。全方共奏标本兼顾、祛邪扶正之效，用于痰热壅肺型咳嗽久治不愈者甚佳。

▶ 瓜蒌麦冬饮 ◀

材料 瓜蒌 15 克，麦冬 15 克，芦根 30 克，白茅根 30 克，竹茹 6 克。

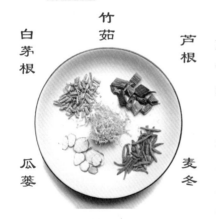

白茅根　竹茹　芦根　瓜蒌　麦冬

制用法 将以上诸药放入砂锅中，加入适量水后同煮。煎煮约 10 分钟后出锅，滤取汁液，代水饮用。每 2 日 1 剂，频频喂服。

按语 痰热壅肺大多是因为邪热生成痰，痰热结于气道而造成的；也可因为脾胃积热，或心肝火旺，痰热积聚于肺所致。因此，若不将孩子的痰热问题解决而一味收敛止咳，只会让邪气流连，导致咳嗽经久不愈。本方中，瓜蒌清热化痰，为治痰热阻肺之要品；麦冬、芦根甘寒清热，生津除烦；白茅根清热，利小便，治喘急；竹茹清肺热，化痰浊，为"专清热痰，宁神开郁之佳品"。综合全方，有良好的清肺泄热、止咳化痰之功，非常适用于痰热壅肺型咳嗽，兼大热烦渴、睡眠不安、痰多稠黄的孩子。

4. 肺脾气虚证

▶ 山药莲子羹 ◀

材　料 淮山药、莲子各 15 克，枸杞 10 克，红枣 5 枚（去核），冰糖适量。

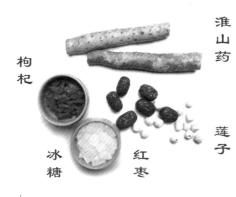

淮山药

枸杞

莲子

冰糖　红枣

制用法 将上方置于砂锅内，加清水适量，用小火煲至熟烂即可出锅食用。每日 1 剂，不拘次数，服完为止。可连续服用 2～3 周。

按　语 儿童患病日久，多伤及先天（肾）和后天（脾），反之先天不足、后天失养又极易导致其久治不愈，故中医对此尤其重视扶助正气，促使痊愈。本方遵此法则，选用善补脾胃之山药、莲子、红枣等品，意在双补脾肾，益气祛邪。再配以滋肾润肺，有阴阳双补之功的枸杞子，可使本方得阴中求阳之妙。临床用之，既能滋肾助阳，以养先天，又能健脾益气，以助后天。故用于久病不愈、正气受损、脾肺气虚、抗病能力低下的孩子较为适宜。

▶ 党参百合猪肺粥 ◀

材　料 党参 30 克，百合 50 克，猪肺 1 个，生姜 3 片。

制用法 各药材洗净，稍浸泡，猪肺洗净。然后与生姜一起放进砂锅内，加入清水 3 000 毫升（约 12 碗水量），大火煮沸后，改小火煲约两个半小时。

按　语 百合为常用的可食性中药，《本草纲目》记载其有"补中益气""养五脏"等功效。

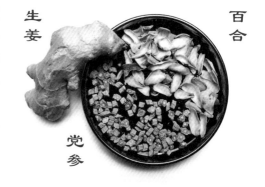

生姜

百合

党参

现代中医临床则多以之养阴益胃,补肺安神,是治疗呼吸系统慢性疾病的首选药。《纲目拾遗》记载党参"治肺虚,益肺气",现代中医也证明其能补益脾肺之气,为治疗诸虚之要药。而猪肺被广东民间称为"以形补形"的养肺补肺之食品,中医亦认为其能健脾养胃。加入生姜后,不但能去除猪肺的腥味,还有止咳祛痰之功效。本方不但适合治疗小儿肺脾气虚型咳嗽,更是平时家庭秋冬养肺胃的靓汤之一。

专家建议

　　咳嗽的饮食以清淡为原则,忌厚味油腻。少食糖,特别是巧克力,更应忌辛辣之品。古人有"形寒饮冷则伤于肺"的说法,故应限制生冷食品。特别是1岁以内的小婴儿,喉间痰声漉漉,大便稀溏者,要少食寒性瓜果,如西瓜、香蕉之类。否则咳嗽经久不愈,而且容易引起腹泻。

　　此外,小儿还有一种特殊的咳嗽名为百日咳。百日咳又名"顿咳",是小儿常见的一种呼吸道传染病,由百日咳嗜血杆菌所引起。百日咳传染性很强,在百日咳流行季节应注意避免与患儿接触,预防传染。也可用鱼腥草5克,水煎,分次饮服,或口服大蒜,或用大蒜液滴鼻,均有预防作用。患儿发作阵咳时,教育患儿坐起或站立,手可扶持他物,尽量做到自禁咳嗽,常可减少发作。对年纪小的幼儿,可将其抱起,不要紧抱以防痉咳引起窒息。日常饮食可选择一些清热化痰、养阴止咳的食物和药物,如萝卜、橘子、枇杷、梨子、柿子、百合、甘蔗、冰糖、饴糖、蜂蜜、银耳等,忌食煎炒辛辣等食物。

其他实用疗法

● 脐疗方

参百干姜散

【组方】 党参10克,白术、干姜各7克,甘草3克,杏仁、百部各12克,桔梗6克。

【制用法】 将上药择净，共研细末备用。每次取药物适量，蜂蜜调匀，纳于脐内，包扎固定，每日换药 1 次。

【功用】 益气健脾，化痰止咳。适用于脾肺气虚型咳嗽。

黄芩桑叶糊

【组方】 黄芩、桑叶、连翘、半夏、茯苓各 4 份，陈皮 3 份，甘草、杏仁各 2 份，白芥子 1 份。

【制用法】 将上药择净，共研细末，装瓶备用。使用时每次取药末适量，用清水少许调为稀糊状外敷于肚脐孔处，敷料包扎，胶布固定，每日换药 1 次。

【功用】 疏风清热，宣肺止咳。适用于肺热咳嗽，痰黄黏稠等。

麻桂丁香散

【组方】 麻黄、桂枝各 5 克，白芥子 4 克，苍耳子、法半夏各 3 克，丁香 0.4 克。

【制用法】 将上药择净，共研细末备用。用 30% 乙醇适量调为稀糊状，取适量外敷于肚脐孔处，敷料包扎，胶布固定，2 日换药 1 次。

【功用】 温肺散寒，祛痰止咳。适用于风寒犯肺型咳嗽、咳嗽声重、鼻流清涕等。

寒咳散

【组方】 白芥子、麻黄、肉桂各 5 克，半夏、细辛各 3 克，丁香 0.5 克。

【制用法】 将上药择净，共研细末备用。将脐部用 75% 乙醇消毒后，取药物适量纳于脐内，用胶布密盖固定，每日换药 1 次。

【功用】 疏散风寒，化痰止咳。适用于风寒咳嗽初起。

热咳散

【组方】 鱼腥草 15 克，青黛、蛤壳各 15 克，葱白 3 根，冰片 0.3 克。

【制用法】 将前 3 味药研碎为末，取葱白、冰片与药末共捣烂如糊，取药物适量纳于脐内，用胶布密盖固定，每日换药 1 次。

【功用】 疏散风热，清热止咳。适用于风热犯肺及痰热壅肺型咳嗽。

● 针灸疗法

针刺取穴：①天突、内关、曲池、丰隆。②肺俞、尺泽、太白、太冲。每日取一组,两组交替使用,1 日 1 次,10～15 次为 1 疗程,中等刺激,或针后加灸。适用于肺脾气虚证。

● 推拿疗法

揉小天心,补肾水,揉二马,揉板门,逆运内八卦,清肺经,推四横纹,揉小横纹穴,清天河水。咳喘轻者,1 日 2 次;咳喘严重者,每日 4～6 次。咳喘以夜间为重者,停推四横纹穴,分推肩胛穴各 50 次,以平喘止咳。高热者,揉小天心后加揉一窝风。

平时养护要点

预防

经常带孩子到户外活动,加强体格锻炼,增强孩子的抗病能力;在平常饮食中帮孩子养成忌辛辣刺激、避免过甜过咸的饮食习惯;让孩子注意个人卫生,积极预防感冒。

调护

保持室内空气新鲜、流通,室温以 20℃～24℃为宜,相对湿度约 60%;让孩子注意休息,保持环境安静;经常帮孩子变换体位及轻拍背部,有助于排出痰液;为孩子准备清淡、易消化、富含营养的食物,要防止孩子在咳嗽时食物呛入气管引起窒息。

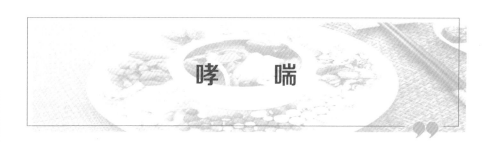

哮　喘

哮喘是小儿时期常见的一种反复发作的肺部过敏性疾病。临床以反复发作性喘促气急，喉间哮鸣，呼气延长，严重者不能平卧，张口抬肩，口唇青紫为主要特征。常常在半夜至清晨发作或加剧，有反复发作，难以根治的临床特点。本病有明显的遗传倾向，初发年龄以1~6岁多见。发作有较明显的季节性，秋季、春季气候多变时易于发病。大多数孩子经治疗可缓解或自行缓解，在正确的治疗和调护下，随年龄的增长，大多可以痊愈。但是如果失于防治，喘息持续或反复发作，长时间不痊愈，可延及成年甚至遗患终身。

西医学认为，支气管哮喘与外界环境中的过敏物质有关，如花粉、真菌孢子、灰尘、煤气、炒菜油烟等刺激物均可引发哮喘，季节气候的变化、环境的改变、呼吸道感染和食物过敏等也是发病的诱因。外界环境的刺激物可刺激体内IgE抗体的增加，引起支气管平滑肌痉挛和黏膜腺体分泌亢进，从而导致过敏性哮喘发作，出现咳嗽、喘息、呼吸困难、咳痰、肺部有哮鸣音、呼气延长等症状和体征，部分患儿可伴有鼻痒、鼻塞、流涕、喷嚏等变应性鼻炎的表现。

哮喘的分类

哮喘的病因既有外因，也有内因。内因我们一般认为是孩子的先天禀赋不足，本身的肺、脾、肾三脏功能不足，导致痰饮留于肺中，成为引起哮喘的主要隐患；外因主要是感受外邪，接触异物、异味以及饮食偏于咸酸等原因，其中感受外邪是最常见的诱因。而哮喘的发作，正是外因作用于内因的结果，它的病变过程主要分为发作期和缓解期。

哮喘在发作期的时候，主要以邪实为主，因此应该攻邪以治肺。在攻邪的过程中，我们先要分辨这种邪是寒邪还是热邪。

寒邪引起的哮喘，我们称之为寒饮伏肺，也就是俗称的"冷哮"。本证一般多由外感风寒而诱发，外寒内饮是它的基本病机，即体内本身有痰饮，再遇到外感病邪，那么就会引起哮喘。分辨此类哮喘很简单，孩子除了会有气喘咳嗽、喉间哮鸣等哮喘常见的症状外，还会有一系列风寒感冒的症状，比如怕冷、无汗、鼻流清涕、鼻塞、指纹发红等情况。

而热邪引起的哮喘，我们称之为痰热遏肺，也就是俗称的"热哮"。本证一般是由外感风热而诱发，或者是由于风寒失于治疗而入里化热变成热邪。孩子发生热哮时的咳嗽喘息声音一般会比冷哮更重，喉间还会有哮吼痰鸣声，再加上一些风热感冒的表现，比如痰黄黏稠、身热面红、鼻流黄涕、口渴以及指纹发紫等症状。在孩子哮喘的发作期分辨冷哮还是热哮，通过有没有热象来鉴别，还是比较好判断的。

当我们把孩子发作期的症状缓解下来后，还不可以掉以轻心。因为接下来会进入缓解期，这是防止复发、从根本进行治疗的关键时期。在这个时期，我们要扶助正气以治疗其根本，调理肺、脾、肾三脏的脏腑功能，消除痰饮等内部的致病隐患。根据脏腑功能的不同，此时的哮喘分为肺脾气虚型以及肺肾两虚型。

脾肺气虚型的哮喘主要是因为肺气虚而卫外功能失常，脾气虚而运化功能不利所致。所以孩子常常会出现抵抗力差、反复感冒、气短自汗以及食欲不佳、便溏等症状。从外表我们也不难看出，脾肺气虚的孩子往往还会身形消瘦、神疲乏力、声音低微、指纹淡。

最后一种缓解期的哮喘类型是肺肾两虚型。此种类型的孩子会出现咳嗽气急、喘嗽乏力、动则加剧的状况，有时还会发生心慌头晕、腰膝酸软、耳鸣、潮热盗汗等症状。这样的孩子也往往会形体消瘦，面色潮红，指纹呈淡红色。

饮食调养原则

支气管哮喘的饮食调养原则有如下几点：

（1）支气管哮喘患者的饮食宜清淡，少刺激，不宜过饱，食物不宜过咸、过甜，忌生冷、酒、辛辣等刺激性食物。

（2）过敏性体质者宜少食异性蛋白性食物，一旦发现某种食物确实可诱发患者支气管哮喘发病，应避免进食。宜多食植物性蛋白，如豆类及豆制品类等。

（3）饮食要保证各种营养素的充足和平衡，特别应增加抗氧化营养素如 β 胡萝卜素、维生素 C、维生素 E 及微量元素硒等。抗氧化营养素可以清除氧自由基，减少氧自由基对组织的损伤。β 胡萝卜素、维生素 C、维生素 E 在新鲜蔬菜及水果中含量丰富；微量元素硒在海带、海蜇、大蒜中含量较丰富。

（4）防止呼吸道感染，调节免疫功能亦很重要。应注意季节性保暖；婴儿应以母乳喂养为主，母乳中含分泌型免疫球蛋白 A 抗体，能增加呼吸道的抵抗力。

（5）经常吃食用菌能调节免疫功能，如香菇、蘑菇含香菇多糖、蘑菇多糖，可以增强人体抵抗力，减少支气管哮喘的发作。

此外，某些食物常常是引发哮喘的重要因素，如麦类、蛋、牛奶、肉、番茄、巧克力、虾、蟹等都可以引起哮喘。因此，哮喘患者平时要注意饮食，了解诱发哮喘的是哪一种或哪几种食物，一旦发现并证实某种食物确实会激发哮喘发作，应尽量避免食入。但也不要过分小心谨慎，对不引起哮喘的食物应照常食用，如果样样都忌，就会造成食谱简单，日久会引起营养不良，导致机体抵抗力下降，对哮喘本身并非有益因素。

在忌食方面，应根据个人的特点而定。婴幼儿应警惕摄入异性蛋白。在哮喘发作期，应注意多补充水分，进清淡流质，避免脱水或因痰稠难以咳出而加重呼吸困难。

对于中医已辨证清楚的哮喘，则宜食相反性味的食物。如热哮患者忌食热性食物，如羊肉、韭菜、姜、椒等热性辛辣物及菠菜、竹笋等；多食偏凉的食物，如芹菜、梨、荸荠等。在哮喘发作时，还应少吃容易胀气和难消化的食物如豆类、芋艿、山芋等，避免腹胀压迫胸腔而加重呼吸困难。

饮食适宜：①宜清淡饮食，可选择猪瘦肉、鸡蛋、豆类等含优质蛋白质的食物。②富含维生素的蔬菜和水果，如新鲜大白菜、小白菜、萝卜、番茄、山药、莲子、橘子、丝瓜、青菜等，以修复因哮喘而受到损害的肺泡及提高孩子的抗病力。③宜食食物有牛肉、猪瘦肉、猪杂、母鸡肉、乌骨鸡肉、兔肉、鸽肉、鹌鹑、鹌鹑蛋、黑鱼，芝麻、核桃、蜂蜜等。

饮食禁忌：①海鲜食物，如海虾、蟹、带鱼、黄鱼以及无鳞鱼等，很可能是引发哮喘的重要过敏原,哮喘患儿对此类食物应忌食。②过甜食物。过甜食物可使人体湿热蕴积而成痰,哮喘患儿自身就多痰,再食过甜食物,会使痰液聚积而加重病情。过甜食物包括糖、甜饮料等,应忌食。③辛辣食物,如辣椒、辣酱、韭菜、大葱等。这类食物可助火生痰,并使症状加重,应忌食。④冷饮。中医认为,哮喘与食用生冷食物有关。冷饮会引起脾胃运化失调,应忌食。⑤忌食或少食的食物有牛奶、鸡蛋黄、肥肉、羊肉、公鸡、鹅肉、鸭肉、螃蟹、虾、带鱼、海带、紫菜、花生、菠萝、土豆、木瓜、韭菜、大蒜、辣椒、巧克力、咖啡及各种汽水冷饮、酒、浓茶等。

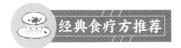

经典食疗方推荐

◧ 1. 寒饮伏肺证(冷哮) ◧

▶ 麻黄杏仁豆腐汤 ◀

材　料　杏仁 10 克,生麻黄 6 克,豆腐 30 克。

制用法　将杏仁、生麻黄先装入布袋内,与豆腐一起放入砂锅内。煎煮约 1 小时,取出布袋,喝汤,也可食豆腐。每日 1～2 剂,可分早晚服。

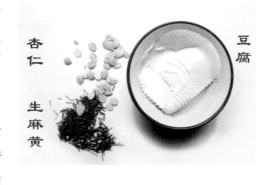

按　语　豆腐是我们日常生活中的常用食品,有补益、清热、养生的功效,常食可补中益气、清热润燥、生津止渴、清洁肠胃,更适于热性体质、口臭口渴、肠胃不清、热病后调养者食用。豆腐中含有的石膏与麻黄相制为用,使得宣肺平喘而不助热。杏仁味苦,降利肺气而平喘咳,与麻黄相配则宣降相应,与石膏相配则清肃协同。全方合用,则有祛寒宣肺之功效,适用于冷哮引起的恶寒、发热、无汗、咳嗽、呼吸急促等症状。

▶ 杏仁萝卜煎 ◀

材　料　甜杏仁 10 克，生姜 3 片，萝卜 100 克。

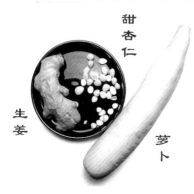

甜杏仁

生姜

萝卜

制用法　将杏仁打碎，萝卜切片，将 3 味同置于砂锅内，加入清水适量。煮至萝卜熟烂为度，滤渣取汁，即可出锅。每日一剂，分 2～3 次服完。

按　语　小儿哮喘的发作，中医认为多与外寒引动伏痰有关。本方所用的生姜据《本草纲目》中记载，能"除风邪寒热，伤寒头痛鼻塞，咳逆上气，止呕吐，祛痰下气"；杏仁"能散能降，故解肌散风，降气润燥"；萝卜有"主吞酸，化积滞"之功。三味相配，有一散、一降、一消之妙，生姜以外散风寒为主，杏仁以内降肺气为主，萝卜可内化痰浊积滞，协同并进，标本兼顾。故本方尤其适合哮喘发作期属冷哮的孩子。

◆ 2. 痰热遏肺证（热哮）◆

▶ 川贝杏仁饮 ◀

材　料　川贝母 16 克，杏仁 3 克，冰糖少许。

制用法　将川贝母洗净，杏仁去皮洗净，然后放入砂锅内。加清水适量，用大火煮沸后，将冰糖放入，转用小火煮 30 分钟即可出锅。每日睡前服 1 次。

按　语　本方来源于民间方，而川贝也是民间最常用的食疗药物之一。川贝有润肺止咳、化痰平喘、清热化痰的功效，用于热症咳嗽，如

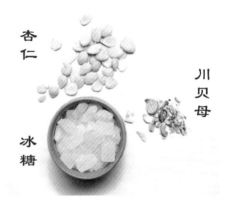

杏仁

川贝母

冰糖

风热咳嗽、燥热咳嗽、肺火咳嗽。川贝有镇咳、祛痰、降压以及一定的抗菌作用，因此，一切由痰热引起的咳喘，川贝总能发挥很大作用。而对于杏仁，《滇南本草》谓其"止咳嗽，消痰润肺"，再加入冰糖以后，不但能调味，还有养阴生津、润肺止咳的功效。本方适用于一切热证咳喘的孩子。

▶ **苋菜粥** ◀

材　料　苋菜30～60克，粳米30克。

制用法　先将粳米加水煮成稀粥，再加入切碎的苋菜，2～3沸后起锅，即可食用。每日一剂，分次服完，服用时可以调味。

按　语　《本草纲目》中记载，苋菜能"补气除热，通九窍。……并利大小肠"。中医认为肺与大肠相表里，其气主降，哮喘发病时，以肺气上逆为主要病理环节，反复发作即可影响大肠通导，便秘则随之发生，以致肺热痰浊无路可泻。可见肺肠之间的生理关系是其病理状态下相互影响的基础。本方选用苋菜即遵循了上述机理，以其通利大肠之功，达到清泻肺热的目的，进而获得平喘之效，此所谓"釜底抽薪"，一般用于哮喘发作期见发热、咳喘、痰黄稠、舌质红、便秘等症状的孩子。

◆ 3. 肺脾气虚证 ◆

▶ **补虚正气杏仁粥** ◀

材　料　炙黄芪15克，党参8克，甜杏仁6克，粳米30克。

制用法　将党参、甜杏仁洗净，粳米淘净。先加适量清水煎炙黄芪、党参，去渣取汁，分为2份，于每日早、晚同甜杏仁、粳米加适量水煮粥，粥煮熟后，加入白糖少许调味即成。

按　语　"补虚正气粥"原方来源于《圣济总录》，是一剂补养气血的经典食疗方。方中黄芪补气固表，既

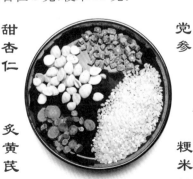

甜杏仁　党参　炙黄芪　粳米

能升补脾气,又能益肺固表;党参补中益气,健脾益肺。两者相配,可以补中益气,健脾益肺,用于脾肺虚弱,气短心悸,食少便溏,虚喘咳嗽,内热消渴。在原方的基础上,加入了"止咳嗽,消痰润肺"的杏仁,使得标本兼治,不但从哮喘本身入手,更是从根本上进行肺与脾二脏的调理。本方适合于缓解期肺脾气虚的孩子,伴有面色发白、气短心悸、食少便溏等症状。

▶ 薏米杏仁粥 ◀

材　料　薏米 15 克,杏仁 5 克,冰糖少许。

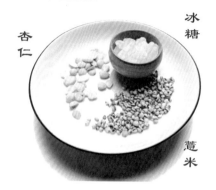

制用法　将薏米淘洗干净,杏仁去心洗净,冰糖捣烂。将薏米放入锅内,加清水适量,用大火煮沸后,转用小火煮至半熟,放杏仁,继续用小火煮至熟,加冰糖即可出锅。每日 1～2 次,可作早晚餐食用。

按　语　薏米,也就是薏苡仁,它营养价值很高,被誉为"世界禾本科植物之王",在欧洲,它被称为"生命健康之友"。在中医里,薏苡仁具有清热利湿、除风湿、利小便、益肺排脓、健脾胃、强筋骨的功效,入药可以健脾、利尿、清热、镇咳。因此,本方以薏苡仁为主要材料,不但取其清热排脓的功效,缓解哮喘的症状,更是通过其健脾胃的功效来防止哮喘的再次发生。同样,加入了"止咳嗽,消痰润肺"的杏仁,使得标本兼治。本方的药性比较和缓,是一首偏重保健的食疗方,适用于脾肺气虚初期,元气损耗并不多的孩子。

▰ 4. 肺肾两虚证 ▰

▶ 双仁蜜饯 ◀

材　料　炒杏仁 250 克,核桃仁 50 克,蜂蜜 500 克。

制用法　先将杏仁置于锅中,加清水适量,煎煮约 1 小时。再将核桃仁加入,以小火收汁至干,而后加入蜂蜜。边搅拌边加温,至沸即可出锅,装瓶备用。每日口服 1 汤勺,每日 2 次,于哮喘缓解期连续服用。

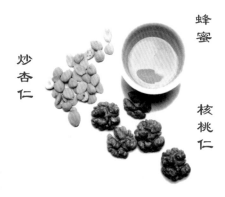

蜂蜜

炒杏仁

核桃仁

按 语 根据小儿哮喘的临床病变过程,可分为急性发作期和临床缓解期两个主要阶段,中医辨证认为本病缓解期多表现为肺肾两虚。故本方以杏仁"降气润燥",以核桃仁"益命门,利三焦,温肺润肠,治虚寒喘嗽",配蜂蜜"和营卫,润脏腑,通三焦"。三味配伍,上能补气润肺、降气化痰,下能温肾助阳、养阴润燥,有双补肺肾、固本扶正、止咳平喘之效。故恰与小儿哮喘缓解期的中医病机相符合,临床用之效果较好,但食疗之品切忌追求立竿见影之效。据观察,本方不仅对哮喘有一定的防治作用,而且能有效增强孩子的抗病能力,提高其整体素质。

▶ 冬虫夏草鸽子煲 ◀

材 料 冬虫夏草 5 克,白鸽 1 只。

制用法 将鸽子去毛及内脏,切块。将冬虫夏草洗净,与鸽肉一起置于砂锅中,加入清水适量,以小火炖至肉熟烂,调味后即可食用。

按 语 《本草纲目》记载:"鸽之毛色,于禽中品第最多,惟白鸽入药。"其气味"咸,平",有"调精益气"之功。据研究证明,鸽子肉为高蛋白、低脂肪食品,有良好的补益强壮作用。中医临床对肺肾两虚的患者常以之作为食补佳品。冬虫夏草性甘、温平、无毒,可以补肺益肾,化痰止咳,可用于久咳虚喘,是著名的滋补强壮药,常用肉类炖食,有补虚健体之效。现代研究亦表明,虫草具有补虚损、益精气、止咳化痰、抗癌、延缓衰老的功效,还具有抗菌、平喘、强心、降压等作用。小儿哮喘于缓解期多见肺肾两虚之证,可见体能欠佳、少气懒言、自汗、易感冒、抗寒能力差、腰膝酸软、怕冷、舌质淡等。因此,连续食用本方可奏益气养血、温肾滋阴之效,全面提高孩子的身体素质和抗病能力。

专家建议

　　支气管哮喘是小儿常见的一种呼吸道疾病。有些与周围的植物花粉、异常气体等有关，因此可找出过敏原，尽量避免接触，避免吸入烟尘和刺激性气体。仔细观察患儿的日常生活，若有慢性扁桃体炎、龋齿等，应及时治疗。哮喘发作时，应保持安静，尽量减少患儿的紧张心情。室内空气保持新鲜，饮食宜清淡易消化，可少食多餐。哮喘缓解时，必须注意营养，多见日光，适当活动，以增强体质，加速恢复。

　　本病饮食宜清淡，宜食橘子、金橘、柿子、萝卜、芥菜、藕、莲子、山药、扁豆等化痰健脾的食物。忌生冷、肥腻、辛辣的食物，以及酒、鱼、虾、浓茶等物，以绝生痰之源。

其他实用疗法

● 脐疗方

半夏二仁糊

【组方】制半夏 10 克，白果 9 克，杏仁、细辛各 6 克。

【制用法】将上药择净，研细，用姜汁适量调匀，外敷肚脐上，包扎固定，每日换药 1 次，连续 3～5 天。

【功用】疏风散寒，宣肺止咳。适用于风寒哮喘，胸闷气促，张口抬肩，痰出多如蟹沫，形寒无汗，苔薄，脉浮紧等。

白果苏子糊

【组方】白果、紫苏子、地龙、佩兰、花椒、野荞麦根各等量。

【制用法】将上药择净，共研细末备用。每次取药粉 1 克，以白酒调成膏状，纳于脐内，包扎固定，每日换药 1 次。

【功用】补益肺肾，止咳平喘。适用于缓解期肺肾两虚型哮喘。

三味散

【组方】吴茱萸、五味子各 3 克，胡椒 7 粒。

【制用法】 将上药择净,共研细末,清水调匀,纳于脐内,包扎固定,每日换药 1 次。

【功用】 温阳收敛,止咳平喘。适用于缓解期哮喘,对于肺脾肾三脏虚弱均有效果。

麻石杏仁散

【组方】 麻黄、生石膏、白芥子、甘遂、杏仁、明矾各 15 克,食醋 50 毫升。

【制用法】 将上药择净,共研细末备用。用食醋适量调匀,捏成小饼,纳于脐内,包扎固定,每日换药 1 次。

【功用】 清热宣肺,化痰平喘。适用于实热哮喘,咳嗽频繁,痰黄口干,咽痒者。

加味八珍散

【组方】 当归、川芎、白芍药、生地黄、人参、白术、茯苓、炙甘草、黄连、瓜蒌、半夏、沉香、栀子各等量。

【制用法】 将上药择净,用香麻油熬枯,取药渣研细末,用温水或白酒适量调匀,纳于脐内,包扎固定,每日换药 1 次。

【功用】 健脾安神,益气化痰。适用于各型缓解期哮喘,特别是肺脾气虚型。

● **药物外治**

三伏贴:白芥子 21 克,延胡索 21 克,甘遂 12 克,细辛 12 克。共研细末,分成 3 份,每隔 10 天使用 1 份。用时取药末一份,加生姜汁调稠如 1 分硬币大药饼 7 枚,分别贴在肺俞、心俞、肾俞、膻中穴,贴 2～4 小时揭去。若贴后皮肤发红,局部出现小疱疹,可提前揭去。

贴药时间为每年夏天的初伏、中伏、末伏 3 次,连用 3 年。

● **针灸疗法**

发作期:取定喘、天突、内关。咳嗽痰多者,加膻中、丰隆。针刺,1 日 1 次。

缓解期:取大椎、肺俞、足三里、肾俞、关元、脾俞。每次取 3～4 穴,轻刺加灸,隔日 1 次。在好发季节前作预防性治疗。

● **推拿疗法**

清肺经、清肝经、补肾精、补心经,逆运八卦,清六腑、推三关,推肺俞、定喘、膻中,开天门、推太阳、推坎宫。

平时养护要点

预防

重视哮喘的预防,积极治疗和清除感染病灶,避免各种诱发因素如海鲜发物、尘螨、花粉、吸烟、漆味、冰冷饮料等;注意气候对孩子的影响,做好防寒保暖工作,冬季外出防止受寒;尤其气候转变、换季时或流感流行时,要预防外感诱发哮喘;发病季节避免孩子活动过度和情绪激动,以防诱发哮喘;加强自我管理教育,家长们不但自己要了解防治知识,还要教给孩子,调动孩子自身的抗病积极性,鼓励孩子参加日常活动和体育锻炼以增强体质。

调护

居室宜保持空气流通,阳光充足;冬季要保暖,夏季要凉爽通风;避免孩子接触特殊气味;家庭饮食宜清淡而富有营养,忌进食生冷油腻、辛辣酸甜以及海鲜鱼虾等可能引起过敏的食物;注意孩子的呼吸、心率、脉象变化,防止哮喘大发作的发生。

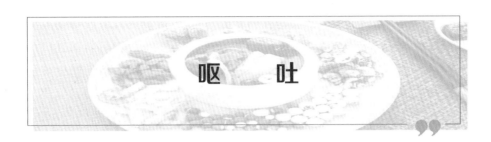

呕　吐

呕吐是小儿常见的一种证候，很多疾病都可以出现，是由于胃失和降，气逆于上所致。外感犯胃、内伤饮食、蛔虫侵扰或跌仆惊吓等因素均可致脾胃功能失调而发生呕吐。本证发生无年龄和季节的限制，而以婴幼儿及夏季易于发生。若能及时治疗，预后尚好；经常或长期呕吐，则损伤胃气，胃纳失常，可导致津液耗损，气血亏虚。

呕吐是小儿常见的症状，见于不同年龄的多种疾病。呕吐时由于食管、胃或肠道呈逆蠕动，并伴有腹肌强力痉挛性收缩，迫使胃内容物从口、鼻腔涌出，严重呕吐甚至使患儿呈呼吸暂停的窒息状态。

中医将呕吐的原因归于寒、热、积滞等。此外，幼儿哺乳后，乳汁从口角溢出，则称为"溢乳"，多为哺乳过量或过急所致，应注意改进哺乳方法，并非病态。而因高热抽风而频繁呕吐，或腹胀如鼓，大便不通，腹部疼痛而产生呕吐，多为急性热病或外科急腹症候，需到医院检查治疗。我们在这里所叙述的呕吐，是以消化功能紊乱为主的病证，以上两种不属本证讨论范围。

呕吐的分类

孩子发生呕吐的原因多种多样，如乳食伤胃、外邪伤胃、胃中积热、脾胃虚寒、肝气犯胃等。其病变部位在胃，和肝脾密切相关。无论什么原因所致，其共同的病理变化都属胃气通降失和。本证辨证以八纲辨证为主，可分为实证呕吐以及虚证呕吐。实证的呕吐发病急、病程短，有邪实、形实之证，临床上较为多见的是乳食积滞证以及胃热气逆证；虚证的呕吐发病缓、反复发作、病程长，有正虚、形不足之证，临床上较为多见的是脾胃虚寒证。

乳食积滞的孩子大多都有伤乳伤食的病史，呕吐物为乳块或者是不消化的食物，吐后会感觉很舒服。孩子在平时往往不怎么爱吃东西，而且口气难闻，腹部胀满，有便秘的情况，或者是腹泻伴随大便酸臭。孩子的指纹呈现暗紫色。

胃热气逆的孩子最典型的症状就是呕吐频繁，并且一吃东西就吐，呕吐物又热又臭。孩子在平时也表现出一种热象，比如会有经常口渴爱喝水、满脸通红、烦躁不安、睡觉少等症状。孩子的指纹也是暗紫色。

脾胃虚寒的孩子通常病程较长，大多都是因为先天禀赋不足，脾胃功能比较弱，因此寒气容易凝聚在脘腹部，导致胃气通降无力而呕吐。这样的孩子往往是在吃完东西很久以后才吐，可能是早上吃的东西晚上吐或是晚上吃的东西早上吐，吐出的东西也大多是清稀的痰水或者是未经消化的食物残渣。孩子平时经常脸色苍白、精神萎靡、手脚发凉。虽然一般吃得很少，但还是会消化不良，还会经常腹痛，伴随大便溏泄。孩子的指纹呈现淡色。

饮食调养原则

呕吐发生的原因有很多，较常见原因有伤食、受寒、受热等。如果是伤于乳食引起的呕吐，首先应节制饮食，最好禁食1～2顿，然后再给清淡、易消化、少渣、稀软的食物，由少量开始，待胃恢复正常功能后，再恢复正常饮食。食疗则应根据呕吐的性质采取不同的方法，帮助脾胃尽快恢复正常功能。

伤食吐的特点是呕吐物酸臭，不思乳食，恶心腹胀，气出秽臭，吐前不安，吐后安静，大便酸臭，治宜消食导滞，和胃止呕；胃热吐的表现为食入即吐，吐物酸臭，口渴喜饮，牙龈肿痛，口臭，面红唇赤，小便黄少，大便秘结，治宜清热和胃，降逆止呕；胃寒呕吐多由过食生冷或腹部受寒引起，表现为呕吐不消化食物，无明显腥臭，呕吐时发时止，腹胀，不思饮食，大便亦稀薄，治宜温中散寒，和胃止呕。

无论何种类型的呕吐，均可服用维生素 B_6 或吗丁啉等止呕及促进胃动力的药物。对于经常呕吐的孩子应注意饮食调养，三餐宜定时定量，不宜太饱，食物宜新鲜、清洁。不要过食辛辣、熏烤或油腻的食物。哺乳不宜过急，以防吞进空气，哺乳后抱正身体轻拍背部，使吞入的空气可以排出。呕吐较轻者，可以进食易消化的流质食物，宜少食、多次进食；呕吐较重者，暂予禁食。呕吐时宜令患儿侧卧，以防呕吐时呕吐物呛入气管。

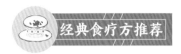

⬥ 1. 乳食积滞证 ⬥

▶ 鸡胗莱菔粥 ◀

材　料　鸡内金6克,莱菔子5克,粳米50克。

制用法　将鸡内金焙干,莱菔子炒黄,共同研为细末备用。粳米按常法做粥,粥将熟前放入鸡内金、莱菔子末,再煮至粥熟,可加少许白糖或精盐调味。每日1剂,分早、晚2次食用。

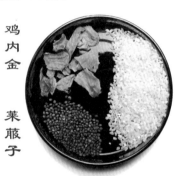

鸡内金　莱菔子　粳米

按　语　鸡内金是指家鸡的砂囊内壁,系消化器官,用于研磨食物,该品为传统中药之一,用于消化不良、遗精盗汗等症,效果极佳,故而以"金"命名。在《千金方》中就独用本品用来治消化不良引起的反胃吐食,可见其有较强的消食化积作用,并能健运脾胃。莱菔子就是萝卜籽,在生活中非常常见,可以入脾、胃、肺经,能消食除胀,功效显著,有"冲墙倒壁"之称,临床常用于治疗积滞证。最后配以补中益气的粳米,全方攻补兼施,在消食化积止呕的同时,顾护孩子娇嫩的脾胃,适合乳食积滞型呕吐的孩子服用。

▶ 山楂神曲饮 ◀

材　料　山楂15克,神曲15克,陈皮10克。

制用法　上药洗净后置于砂锅中,加入清水适量,共同煎煮约15分钟后出锅,可加入少许冰糖调味。每日频服,每次服用少量。

按　语　山楂作为一种老少咸宜的食品,其果可生吃或做果脯、果糕,干制后可入药,是我国特有的药果兼用树种。《本草求真》有云:"山楂,所谓健脾者,因其脾有食积,用此酸咸之味,以为消磨。"其健脾开胃、消食化滞的

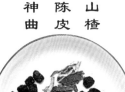

神曲　陈皮　山楂

功效也为广大老百姓所熟知。而神曲是汉代名医刘义研制出的一种医治消化不良的名药，其辛甘性温，消食之力较强而健胃和中，适于各种食积不消之症；陈皮就是橘子皮，同样是一味良药，适合治疗脾胃气滞之脘腹胀满或疼痛、消化不良。三者合用，不但消食化积，而且降气止呕，适合乳食积滞型呕吐并且经常有恶心反胃情况的孩子。

2. 胃热气逆证

三汁饮

材　料　麦门冬 10 克，生地黄 15 克，莲藕 150 克。

制用法　将麦门冬、生地黄、莲藕洗净后切片，置于砂锅中。加入适量清水后煮沸，加入少许冰糖调味，再煮 50 分钟，滤汁即成。每日 1 剂，频频温饮。

按　语　三汁饮为民间验方，具有清热养阴的功效。本方中，莲藕微甜而脆，可生食也可煮

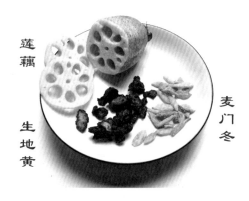

莲藕　生地黄　麦门冬

食，是常用餐菜之一，也是药用价值相当高的植物。莲藕可以清热养阴，凉血止血，生津止呕；熟用还能补益脾胃。而且藕的药性平和，临床应用很少出现不良反应，可放心使用，因此在本方中大剂量使用。麦门冬养阴生津，益胃止渴；生地养阴增液，清热凉血，两者相配，共助藕清胃热，降气止呕，并且调理脾胃。本方适用于小儿胃热气逆型呕吐，药性平和，且味道甘甜，较易为孩子所接受。

材　料　甘蔗 300 克,生姜 20 克。

制用法　将甘蔗、生姜分别捣碎后,绞取汁液和匀煮沸,可加少许白糖调味。每日 1 剂,趁热频频服用。

按　语　甘蔗在人们生活中非常常见,也是全世界热带糖料生产国的主要经济作物。它有清热生津的功效,所以,古人称甘蔗汁为"天生复脉汤"。明代著名医家李时珍也对其相当推崇,认为"蔗,是脾之果。蔗浆甘寒,能泻火热"。而生姜被誉为"呕家圣药",《开宝本草》称其"味辛,微温。主伤寒头痛鼻塞,咳逆上气,止呕吐"。虽然生姜性辛温,但在大量甘蔗的作用下去性存用,只保留其强大的止呕作用。故本方标本兼治,适用于小儿胃热气逆型呕吐,尤为适合呕吐情况较为严重的孩子。

✦ 3. 脾胃虚寒证 ✦

▶ **山姜羊肉汤** ◀

材　料　羊肉 500 克,生姜 15 克,山药 100 克,牛奶 100 毫升。

制用法　先将羊肉切块,与生姜共同置于砂锅中,加清水适量,以小火清炖 4 小时,取羊肉汤 1 碗,置于锅中,加山药,以小火炖烂。最后将牛奶倒入,直到沸腾后起锅,加入食盐调味后即可。每日 1 碗,分次服用,15 天为 1 疗程。

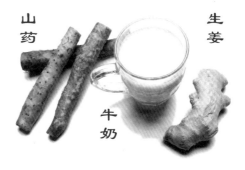

按　语　中医称羊肉为大热之品,《本草纲目》谓其能治"虚劳寒冷,补中益气,宁心止惊"。历来被作为大温大补的食物,多用于虚寒之证。小儿脾胃虚寒型呕吐的病变过程多数较长,中医认为"久病必虚",且临床多见面色淡白、神疲乏力、形寒肢冷、纳差便溏等表现,故使用以羊肉为主的食疗方较为适宜。本方配用生姜不仅能解羊膻味,而且还有"益脾胃,散风寒"之功,其止呕作用对于呕吐症状也有很大的缓解作用。山药入汤可发挥健脾胃的功效,再加牛奶"补益劳损,润大肠"。全方温中止呕、健脾益气,是治疗脾胃虚寒型呕吐的常用食疗方之一。

▶ 丁香豆蔻粥 ◀

材 料 丁香粉 5 克,肉豆蔻 5 克,生姜 3 片,粳米 100 克。

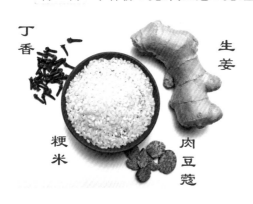

丁香　生姜　粳米　肉豆蔻

制用法 先将肉豆蔻捣碎为细末备用。将粳米置于锅中放入适量清水,煮沸后加入肉豆蔻末、生姜及丁香粉,同煮成粥。随量服之。

按 语 丁香可以温中、暖肾、降逆,自古以来就是治疗小儿吐逆的常用药,《本草正》称其"温中快气,治上焦呃逆,除胃寒泻痢,七情五郁"。而肉豆蔻在《药性论》中记载,能"主小儿吐逆不下乳",《本草纲目》称其可以"暖脾胃,固大肠",所以两者相须为用,共奏标本兼治之效,不但缓解呕吐的症状,还从根本上温中焦、暖脾胃。最后加上"呕家圣药"生姜,使得全方止呕作用大大增强。本方标本兼治,并且可以迅速止呕以防止病情恶化,故非常适合脾胃虚寒型呕吐且呕吐症状较为严重的孩子。

专家建议

任何原因引起的呕吐均应节制饮食,可予清淡、稀软、容易消化的食物,如稀粥、藕粉、牛奶等,频频呷服,以免胃不受纳而吐出。

频繁呕吐时,须禁食4～6小时,使胃肠得以休息。可喂焦米汤或萝卜汁、甘蔗汁、橘汁及乳汁类流质饮食,但应避免过甜,以防胃酸增多,加重呕吐。

呕吐期间,凡对胃有刺激的食品,如葱、大蒜、辣椒及咖啡等均应忌食。海鲜及有特殊气味之品亦应避免孩子闻及,以免刺激胃而引起呕吐。

其他实用疗法

● 脐疗方

竹沥胆星糊

【组方】 鲜竹沥1只,胆南星5克。

【制用法】 将胆南星研为细末,用竹沥调匀,外敷肚脐处,固定,连续贴敷4~8小时即可。

【功用】 清热化痰止呕。适用于胃热呕吐。

草蔻糊

【组方】 草豆蔻3克。

【制用法】 将草豆蔻置于口中咀嚼,待口中有津液时吞下,咀嚼3~5分钟后,呕吐可止。为巩固疗效,可将草豆蔻渣置伤湿止痛膏中央,外敷肚脐处,固定,连续贴敷4~8小时即可。

【功用】 温中降逆止呕,适用于呕吐,或可伴畏寒、发热、头痛、身痛、胸脘满闷、舌淡、苔白腻、脉浮等。

小儿健脾贴膏

【组方】 丁香、吴茱萸、五倍子各52克,磁石90克,冰片5.5克,麝香0.2克。

【制用法】 将麝香、冰片研细,其余丁香等4味粉碎成细粉,过筛,与上述细粉配研,混匀。加入凡士林、甘油适量,使之成400克,搅匀,涂于胶布上,盖衬,切成小块,即得。每晚洗浴后,取本品1块,外贴于肚脐处,固定,每2日换药1次,连续3~5次。

【功用】 疏通经络,温中健脾。适用于小儿消化不良、呕吐等。

山楂丸糊

【组方】 山楂丸。

【制用法】 取本品1~2粒,研为细末,用米醋或蛋清调为糊状,外敷肚脐处,再用伤湿止痛膏固定,每日换药1次,连续2~3天。

【功用】 消食止呕。适用于小儿乳食积滞型呕吐。

应用篇 儿童不同病症的药膳食疗

055

丁连药糊

【组方】 丁香 1 克,黄连 0.5 克,吴茱萸 1 克,神曲 1 克。

【制用法】 将上药择净,研为细末,外敷于脐部,每日 1 次,每次 2～4 小时,连敷 3 天。

【功用】 清热和胃止吐。适用于小儿胃热气逆型呕吐。

● 药物外治

鲜地龙数条,捣烂敷双足心,用布包扎,1 日 1 次。用于胃热气逆证。

大蒜 10 个,吴茱萸(研末)10 克。蒜去皮捣烂,与吴茱萸拌匀,揉成一角硬币大小的药饼,外敷双足心。1 日 1 次。用于脾胃虚寒证。

鲜生姜,切成 0.1～0.3 厘米厚、直径 1 厘米的姜片。以胶布固定于双侧太渊穴上,压于桡动脉处。5 分钟后让患儿口服用药。可以预防服药呕吐及晕车晕船呕吐。

● 针灸疗法

针刺:取中脘、足三里、内关,热盛加合谷;寒盛加上脘、大椎;食积加下脘。实证用泻法,虚证用补法。1 日 1 次。

耳针:取胃、肝、交感、神门、皮质下。每次 2～3 穴,强刺激,留针 15 分钟。1 日 1 次。

艾灸:取天枢、关元、气海,进行温和灸。用于脾胃虚寒证。

火丁疗法:医师用右手戴消毒手套,示指指头上蘸少量冰硼散,伸入患儿口腔内,快速地按压在患儿舌根部的"火丁"(悬雍垂对面的会厌软骨)上,按后取出。1 小时后方可进食。尤适用于婴儿吐乳。

● 推拿疗法

掐合谷,泻大肠,分阴阳,清补脾经,清胃,揉板门,清天河水,运内八卦,平肝,按揉足三里。用于乳食积滞证。

清脾胃,清大肠,掐合谷,退六腑,运内八卦,清天河水,平肝,分阴阳。用于胃热气逆证。

补脾经,揉外劳宫,推三关,揉中脘,分阴阳,运内八卦。用于脾胃虚寒证。

预防

哺乳不宜过急,以防孩子将空气吞入;哺乳后,将孩子竖抱,轻拍背部,使吞入的空气排出,然后让其平卧;喂养孩子时,食物宜清淡而富有营养,不进食辛辣、熏烤和有腥、臊、臭等异味的食物、饮料等;注意孩子的饮食清洁卫生,不吃腐败变质食品,不恣食生冷食物,防止食物及药物中毒。

调护

进行专人护理,让孩子安静休息,消除恐惧心理,抱孩子时取坐位,头向前倾,用手托扶前额,使呕吐物吐出畅通,不呛入气管;呕吐较轻的孩子,可进食少量易消化流质或半流质食物,呕吐较重的孩子应暂禁食,用生姜汁少许滴入口中,再用米汁内服,必要时为孩子补液;喂孩子服用中药时要少量多次频服,药液冷热适中。

厌 食 症

　　厌食症是指孩子除外其他疾病或因素的影响，较长时间出现食欲不振或食欲减退甚至厌食、拒食的一种病证。现代医学有人认为厌食与微量元素特别是锌的缺乏有关。

　　本病可发生于任何季节，夏季暑湿当令之时可使症状加重。各年龄段儿童均可发病，以1～6岁多见，城市儿童发病率较高。

　　厌食症表现为食欲减退甚至拒食，吃东西后食物停滞在胃肠道不能消化，而出现腹胀饱满、腹痛、呕吐、大便腥臭，大便或稀或干。长期厌食可造成严重的营养不良或极度衰弱而见形体干枯消瘦，头发稀疏，精神疲惫，腹部胀大，青筋暴露或腹凹如舟，饮食异常，影响小儿的生长发育。这些症状不仅反映了消化道有功能性或器质性疾病，而且常出现在其他系统的疾病中，如肝炎、肺结核、慢性腹泻、长期便秘、缺乏某些微量元素及服用了某些会引起呕吐的药物，尤其多见于中枢神经系统疾病或精神障碍等。

　　若孩子厌食症长期不愈，气血生化乏源，抗病能力低下，易患他病甚至影响生长发育，转为疳证。

厌食症的分类

　　宝宝的厌食症多由喂食不当、他病伤脾、先天不足、情志失调引起，其病变脏腑主要在脾胃，病机关键为脾胃失健，纳化失和。本病以脏腑辨证为纲，主要从脾胃辨证，区别在于是以脾主运化功能失健为主，还是以脾胃气阴亏虚为主。

　　脾失健运证是厌食初期的表现，孩子除了有厌食情况以外，其他症状不显著,精神和形体看起来也和其他小孩一样。孩子的食量往往会减少,有时会伴随胸闷腹胀、嗳气打嗝、大便不调的症状。虽然本证属于厌食初期,但如果没有得到正确的治疗,让病情继续延续下去,则会损伤脾气,容易转化成脾胃气虚证。

脾胃气虚证多见于先天脾胃功能不好的孩子,或者是由脾失健运证发展而来。孩子平时没有吃东西的欲望,即使吃了也不容易消化,大便偏稀还会夹杂不消化的食物。这样的孩子往往脸色没有光泽,形体也偏瘦,四肢无力。如果继续让病情延续下去,则会气血耗损,形体消瘦,从而引起疳证。

脾胃阴虚证见于温热病后,或先天体质属于阴虚,或以前喜爱吃辛辣食物的孩子。这样的孩子往往不怎么想吃东西,吃得很少,喝水却很多。即使这样,孩子的皮肤还是比较干的,大便也干,小便短黄,甚至会有烦躁不安、睡眠少、手足心发热的情况。

饮食调养原则

小儿厌食的调养是极其重要的。首先对于造成小儿厌食的原因要有明确的认识,若因乳食积滞所致,则应在饮食调理中,先纠正其偏食习惯,少吃零食,避免肥甘厚味、生冷等难以消化之物。平时在正常饮食中应给孩子吃足够的粮食、蔬菜和鱼、肉、蛋,适当搭配一些粗粮。总之,小儿膳食应在适应消化功能的前提下,吃足、吃杂、吃全,以补充营养,按顿吃饭,不吃零食。培养孩子吃各种食物,不挑食。对孩子爱吃的食物,也不要让他吃得太多。形成良好的饮食习惯,是避免小儿厌食的主要方法。

其次,当小儿患各种传染病、感冒、吐泻、发热等疾病时,更要注意不能过早、过多进食,尤其是富含脂肪、蛋白质、糖类的食物,需在疾病恢复过程中逐渐增加,才能保证肠胃功能的逐渐恢复。这也是避免厌食的重要方面之一。

保持小儿正常生活规律,使之不过累或过度兴奋,避免各种精神刺激(如父母吵嘴、打架、辱骂孩子等)造成惊吓,使孩子在生长发育中,智力、精神都得以正常发展。还要注意学龄儿童往往对事物尚不能全面分析,某些偏激的理论也会造成儿童的神经性厌食症。

家长若能在生活上对儿童正确教育与调养,可以避免或减少厌食症的发生。若已发现孩子患了厌食症,则需要到医院进行检查,排除胃肠道疾病及全身疾病对消化道的影响，并通过治疗恢复消化功能。

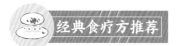 经典食疗方推荐

❖ 1. 脾失健运证 ❖

▶ **萝卜蜜** ◀

材　料　白萝卜 500 克，蜂蜜 150 克。

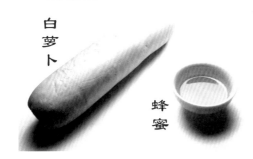

白萝卜

蜂蜜

制用法　先将白萝卜洗净，去皮，切成小块，置于锅中，再加入清水适量，用大火煮沸后随即捞出。等凉后，再放入锅中，将蜂蜜加入，用小火煮沸即可，装瓶备用。每次饭后食用数块，连食 10 天为 1 疗程。

按　语　萝卜又称"莱菔"，李时珍谓之"乃蔬中之最有利益者""主吞酸，化积滞，解酒毒，散瘀血，甚效"。民间称为"小人参"，可见萝卜不仅能疗疾，而且又养人，尤为食疗佳品。蜂蜜乃甘平之品，能"和营卫，润脏腑，通三焦，调脾胃"，现代人亦将其作为高级营养品。二味配伍，药食并进，既能养胃健脾，又能行气消积，增进食欲，帮助消化。用于小儿脾失健运型厌食症尤为适宜。

▶ **淮曲散** ◀

材　料　淮山药 200 克，酒糟曲 150 克，茯苓 100 克，丁香 20 克。

制用法　将方中各味分别研成细末，再混合均匀，装瓶备用。服用时以温开水调成糊状，加入少许糖调味即可。每次服用 15 克，每日 3 次，于饭后服，30 天为 1 疗程。

按　语　酒糟曲故称"麴""酒母"，俗称"酒曲"。李时珍称"麴以米、麦包罨而成，故字从麦、从米、从包省文，会意也。酒非麴不生，故曰酒母""麴

有麦、面、米造者不一,皆酒醋所须,俱能消导,功不甚远"。目前认为,酒糟曲中含有酵母菌,入药有良好的消食化积、开胃醒脾之功。本方以之配合益气健脾、化湿和中、温胃降逆的山药、茯苓、丁香等药食同用之品,可奏扶脾健胃、增进食欲、调和中焦、帮助消化之效,是一剂标本兼治的药膳方,故凡因脾失健运、乳食积滞所致厌食症孩子用之尤宜,且久服有益无害。

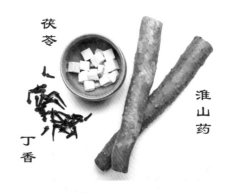

茯苓
人参
丁香
淮山药

2. 脾胃气虚证

▶ 健脾粉

材　料　淮山药、薏苡仁各 250 克,芡实 200 克,中稻米 500 克,鸡内金 100 克。

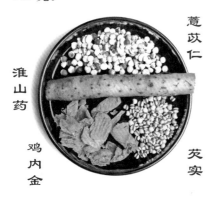

薏苡仁
淮山药
鸡内金
芡实

制用法　将以上各味分别于铁锅中焙炒至淡黄色(有香味产生),再混合共碾为细末,装瓶备用。每次用时取粉末 1 汤勺,用开水调成糊状喂食,可加糖盐调味,每日服 2 次,20 天为 1 疗程。

按　语　小儿厌食症的发生有一个缓慢渐进的发展过程,一旦诊断确立,治疗亦非短时间能够奏效。本方即立足于固本为主,以恢复脾胃的运化功能为关键。李时珍认为山药能"健脾胃",薏苡仁亦有"健脾益胃"之功,二味协同增效,共为主要药材。芡实又称"鸡头米",在《本草从新》中有"补脾固肾,助气涩精"之功,鸡内金则能化食运脾,二药共同辅佐山药与薏苡仁。配中稻米益气和中。诸药合用,可奏标本兼顾、扶正祛邪之功。本方制作简便,孩子易于接受,长期食用有益无害,有病治病,无病养身,能改善孩子的整体素质。

▶ 五药饼 ◀

材　料　红枣（去核）250 克，生姜、鸡内金各 60 克，白术 30 克，桂皮 9 克。

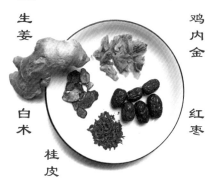

生姜　鸡内金　白术　红枣　桂皮

制用法　先将各药分别焙干，碾成细末，加少量面粉和糖，拌匀，加清水揉制成小面饼状，共 15～20 克，于铁锅中烘熟。每次使用 1～3 个，于空腹时食为佳，每天 2～3 次，连食 7～10 天为 1 疗程。

按　语　本方药食并用，为典型的药膳食品。方中红枣补中益气、健运脾胃，为主要药物，李时珍称"枣为脾之果，脾病宜食之"；生姜能和胃降逆，有"可蔬可和，可果可药，其力博矣"之特点；鸡内金为消食运脾之首选；白术在《本草纲目》中记载，能"除湿益燥，和中补气"，三味共同辅佐红枣，配桂皮"下行，益火之源"，可奏温肾暖脾之功。全方消补兼备，标本兼顾，扶正祛邪，用来治疗厌食症尤宜。

▨ 3. 脾胃阴虚证 ▨

▶ 补脾益胃汤 ◀

材　料　太子参、山药、茯苓、白术各 10 克，陈皮、佩兰各 7.5 克，乌梅 5 克。

制用法　将各味药洗净后共同置于砂锅中，加入清水适量，煮开后，以小火煎煮 20 分钟。滤出汁液后，再加入清水适量，煎煮 30 分钟，滤出汁液。将两次滤液混匀，加少许白糖调味即可。每日 1 剂，分 3 次喂服，10 剂为 1 疗程。

按　语　中医认为，小儿厌食症的发生多与脾胃虚弱、气阴不足有关，临床以食欲不振、纳食不香、脘腹气胀、大便不调、舌苔剥落等为主要表现。

本方以太子参、山药、白术等，健脾益气、养阴和胃；用茯苓祛湿健脾；配陈皮、佩兰有芳香化湿、醒脾调气之功。李时珍称陈皮"治百病，总是取其理气燥湿之功"，甄权谓之能"开胃"，而佩兰被誉为"兰乃香草，可辟不详"，二者至今仍为治脾胃之疾的首选药物。

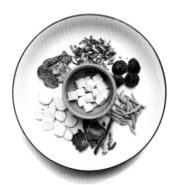

乌梅 太子参
佩兰 茯苓 陈皮
白术 山药

方中再配乌梅，意在生津消食、开胃去积。诸味合用，寓消于补，重在扶助脾胃，兼以理气开胃，又能防止过补壅滞之弊，有轻疏灵动之妙，恰合儿科补消并举之法则。故用于治疗小儿脾胃阴虚型厌食症尤为适宜。

▶ 鸡汤银耳 ◀

材　料　银耳 20 克，鸡汤 300 克。

制用法　将银耳洗净后浸泡约 6 小时，去除杂质、蒂头后入锅，加入清水适量，用小火煎煮 1 小时。待银耳煮透后倒入鸡汤，加盐、味精调味，再煮沸即可出锅。每日 1 剂，分早晚 2 次服用，须长期服用。

按　语　银耳也叫白木耳、雪耳，有"菌中之冠"的美称。它既是名贵的营养滋补佳品，又是扶正强壮的补药，历代皇家贵族都将银耳看作是"延年益寿之品""长生不老良药"。银耳性平无毒，既有补脾开胃的功效，又有益气清肠的作用，还可以滋阴润肺。在日常生活中，可以在煮粥、炖猪肉时放一些银耳，这样既可以享受美食，又能滋补身体，一举两得。而鸡汤特别是老母鸡汤向来以美味著称，具有补益五脏、健脾、益胃、补虚之功。两者相配，不仅使汤颜色艳美、气味清香，可增加孩子食欲，还大大增强了润肺和胃、补虚强身之功，适合脾胃阴虚型厌食症的孩子服用，特别是形体消瘦、体质较弱的孩子尤宜。

专家建议

小儿厌食症有些与饮食习惯有关，要养成定时进食的习惯，少食零食，特别是甜食，进餐前不喝水、饮料。少食冷冻品，如冰水、雪糕、冰淇淋等物。古人有云："若要小儿安，三分饥和寒。"遇小儿喜欢吃的东西，不要一次让其食得过量，保持有饥有饱的状态，更有利于消化功能。

有些小零食对小儿厌食也很有效，可以根据实际情况选用。

（1）葡萄干可治疗厌食，有补气健胃、增进食欲作用。按年龄大小每次吃葡萄干15～30粒，每日2次。婴幼儿可饮用葡萄汁。取新鲜葡萄若干，洗净，晾干后挤汁备用，每次5～10毫升，每日3次。

（2）山楂治疗厌食，有醒脾胃、消肉食作用。取生山楂肉30～60克，加水400毫升，文火煎煮至150毫升，一天内分3次服完，5岁以上儿童可以连山楂肉吃。

（3）鸡内金粉能治厌食，有消食化积、增进食欲的作用。因鸡内金含有大量胃消化酶。取洗净晒干的鸡内金30克，焙黄研极细末，用温开水吞服。3岁以下的幼儿每次服0.3克，3～5岁每次服0.6克，6岁以上每次服1克，平均每日3次。

其他实用疗法

脐疗方

复方丁香开胃贴

【组方】 丁香、苍术、白术、豆蔻、砂仁、木香、冰片。

【制用法】 将诸药择净，研为细末，如法制为贴膏即成。外用，置药丸于胶布圈中，对准脐部贴12小时以上，每日1贴，3贴为一个疗程。

【功用】 健脾开胃，燥湿和中，调气导滞。适用于脾胃虚弱或寒湿困脾所致的食少纳呆，脘腹胀满，大便溏泻，嗳气欲呕，腹痛肠鸣。

青黛厚朴糊

【组方】 青黛、厚朴各6克，丁香、芒硝各3克，冰片1克。

【制用法】 将上药择净，共研细末，装瓶备用。使用时每次取药末适量，用蛋清调为稀糊状外敷于肚脐孔处，敷料包扎，胶布固定，每日1次，连续

3～5 次。

　　【功用】 解热消食,行气和胃。适用于小儿脾胃阴虚型厌食症。

健脾消食袋

　　【组方】 黄芪、炒白术、焦山楂、炒六曲、炒鸡内金、朴硝各 10 克,陈皮、广木香、砂仁各 6 克。

　　【制用法】 将上药择净,共研细末,放入布袋中,置于肚脐处,适当固定,每个月换药 1 次,1 个月为一个疗程,连续 1～2 个疗程。

　　【功用】 补气健脾,消积化食。适用于小儿脾胃虚弱型厌食症。

山楂陈术膏

　　【组方】 生山楂 9 克,陈皮、白术各 6 克。

　　【制用法】 将诸药择净,研细,填于患儿脐部,包扎固定,每日换药 2 次,连敷 3～5 次。

　　【功用】 行气健脾,消积化食。适用于小儿脾失健运型厌食症。

加味焦三仙糊

　　【组方】 炒神曲、炒麦芽、焦山楂各 10 克,炒莱菔子 6 克,炒鸡内金 5 克。

　　【制用法】 将上药择净,研细,加淀粉适量,用开水调成糊状。晚上睡前敷于患儿脐上,外用绷带固定,次晨取下,每日 1 次,5 次为 1 个疗程。

　　【功用】 健脾和胃,消食化滞。适用于各种因素导致的小儿厌食。

● 针灸疗法

　　针刺:①取脾俞、足三里、阴陵泉、三阴交,用平补平泻法。用于脾失健运证。②取脾俞、胃俞、足三里、三阴交,用补法。用于脾胃气虚证。③取足三里、三阴交、阴陵泉、中脘、内关,用补法。用于脾胃阴虚证。以上各证均用中等刺激,不留针,1 日 1 次,10 次为 1 疗程。

　　耳穴:取脾、胃、肾、神门、皮质下。用胶布粘王不留行籽,贴按于穴位上,隔日 1 次,双耳轮换,10 次为 1 疗程。每日按压 3～5 次,每次 3～5 分钟,以稍感疼痛为度,适用于各证。

● 推拿疗法

　　脾失健运证:补脾土,运内八卦,清胃经,掐揉掌横纹,摩腹,揉足三里。

脾气虚证：补脾土，运内八卦，揉足三里，摩腹，捏脊。

脾胃阴虚证：揉板门，补胃经，运内八卦，分手阴阳，揉二马，揉中脘。

平时养护要点

预防

母乳喂养的婴儿 4 个月后应逐渐添加辅食。

调护

纠正不良饮食习惯，做到"乳贵有时，食贵有节"，不偏食、挑食，不强迫进食，饮食定时适量，荤素搭配，少食肥甘厚味、生冷坚硬等不易消化的食物，鼓励多食蔬菜及粗粮，勿随便服用补品、补药。

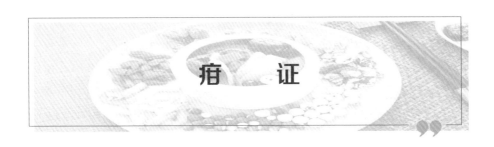

疳　证

　　疳证是由喂养不当或多种疾病影响,导致脾胃受损,气液耗伤,不能濡养脏腑、经络、筋骨、肌肤而形成的一种慢性消耗性疾病。临床以形体消瘦、面色无华、毛发干枯、精神萎靡或烦躁、饮食异常、大便不调为特征。本病包含西医学的营养不良、维生素营养障碍、微量元素缺乏症等疾病。

　　本病的发作没有明显的季节性,各种年龄均可罹患,临床多见于5岁以下儿童。因其起病缓慢,病程迁延,不同程度地影响小儿的生长发育,严重者还可以发展至阴竭阳脱,猝然变险,因而被古人视为恶候,列为儿科四大要证之一。近三十年来,随着社会经济和医疗保健事业的蓬勃发展,本病的发病率已明显下降,特别是重证患儿明显减少。本病经恰当的治疗,绝大多数患儿均可治愈,仅少数重证或有严重兼证的儿童预后较差。此证比较复杂,往往虚实互见,治疗上或攻或补,应当灵活掌握,且应当注意膳食调养,加强护理,才能取得满意疗效。

疳证的分类

　　引起疳证的病因较多,临床以饮食不节、喂养不当、营养失调、疾病影响以及先天禀赋不足为常见,其病变部位主要在脾胃,可涉及五脏,因此,中国古代医家将疳证按五脏分类,如肝疳、心疳、脾疳、肺疳、肾疳。后来,又陆续出现了按病因、按患病部位以及按病情轻重等分类的。目前,临床一般将疳证按病程与证候特点分类,分为疳气、疳积、干疳三大常证以及兼证。我们主要在此介绍的是常证。

　　疳气为疳证的初起阶段,由脾胃失和、纳化失健所致。处于这一阶段的孩子,形体比同一年龄段的孩子要略显瘦弱,面色萎黄没有光泽,毛发稀疏。这样的孩子往往不爱吃饭,肚子总是胀鼓鼓的,精神也欠佳,性子急而且容易发怒,大便一会干、一会稀,没有规律,指纹颜色较淡。如果在这一阶段没有进行好的治疗,孩子很快就会转变到下一阶段。

疳积是疳证的第二阶段,可由疳气发展而来,也可由积滞(消化不良)加重而来,属脾胃虚损、积滞内停、虚实夹杂之证,病情较为复杂。处于这一阶段的孩子,其形体可有明显消瘦,面色萎黄没有光泽甚至会显苍白。孩子的腹部可见巨大隆起,甚至是青筋暴露,毛发稀疏,精神烦躁。疳积的孩子还会出现晚上睡觉不安,或是有揉眉毛、挖鼻孔、吮吸手指、磨牙、动作异常等习惯,食欲不振或是吃很多却又很容易饿,或是有异食癖,指纹呈现暗紫色。这一阶段的孩子会在眼部、口部等部位出现兼证,若还是没有得到正确的治疗,会发展为第三阶段。

干疳是疳证的最后阶段,此阶段已经脾胃虚衰,津液消亡,气血两败了。处于这一阶段的孩子,形体极度消瘦,皮肤干瘪发皱,全身皮包骨头,就像老人一般,毛发干枯,面色苍白,精神萎靡,不想说话或活动,表情冷漠呆滞,晚上睡眠不安。孩子的腹部凹陷如同小舟,完全没有任何食欲,大便稀溏或是便秘,指纹颜色淡。这一阶段的孩子会呈现涉及五脏的种种兼证,严重者可随时出现气血衰亡、阴竭阳脱的危险证候。

饮食调养原则

疳证是由于进食不足或进食不能被充分吸收利用,或因为慢性疾病消耗较大所引起的一种慢性营养缺乏症。营养缺乏症又称蛋白质-能量营养不良症,一般多发于 3 岁以下的婴幼儿。小儿疳证会导致发育不良、肥胖、消瘦、贫血、龋齿、脚气病、消化道疾病等多种病,情绪异常即为信号之一。儿童出现某些异常情绪或行为时,在排除了某些疾病后,家长不如从调整儿童饮食和习惯入手来改善儿童的情绪,保持其身心健康。

如果儿童长期情绪多变、爱激动、喜吵闹或性情暴躁等,应考虑其甜食吃得过多,可能诱发儿童肥胖症、近视、多动症、智力低下、龋齿等疾病。家长应限制孩子的食糖摄入量,平衡孩子的饮食。如果儿童出现郁郁寡欢、反应迟钝、表情麻木等,应考虑其体内缺乏蛋白质、维生素等营养素,其结果会导致机体免疫力下降、贫血、智力低下等。家长应多给孩子补充水产类、肉类、奶制品等高蛋白食物,并给孩子吃些含维生素丰富的番茄、青菜、苹果等蔬菜和水果。

制订合理的适合小儿的生活作息规律。早睡早起,保证孩子充足的睡眠;增加户外运动,多晒太阳,呼吸新鲜空气,促进小儿新陈代谢,增进食欲;养成良好的饮食习惯,不偏食挑食。给孩子创造良好的进食环境,进食时切忌各种不良的刺激,不强迫孩子进食,以文明健康的语言引导孩子愉快进食。

配好膳食,加强营养。患儿的饮食应注意到普通性及个别性。首先应搞好配餐,除一日三餐的正餐外,另加 2～3 次加餐,以牛奶、豆浆、藕粉、蛋汤、小点心、面包、饼干为宜。可稍加糖,单次加餐量不可多,以不影响下一正餐的食量为宜。制订合理的食谱,食谱应尽量满足小儿对各种营养素的需要,品种、花样尽量齐全,配比适宜,干稀搭配,尽量符合小儿的口味及咀嚼能力。制作小儿的食品原料一定要新鲜,注意食品卫生,改善烹饪方法,烹调以蒸、熬、炖、煮等为主,如粥、小薄面片、蒸小馒头、小花卷、鸡蛋羹、炖丸子、瓜果类及切碎的菜等,禁吃油煎、炸、烤制的食品。食物以易消化、易咀嚼为宜。烹调后的食物一定要细、软、烂、小儿易接受。调整食量,根据小儿的年龄、病情,每餐配给小儿的食量不可过多,也不能太少,根据小儿的消化能力,逐步增加食量。进食不可太快,以免引起消化不良。

注意小儿疳证的预防和护理,喂养小儿要按其个体需要定质、定量、定时,纠正贪食、零食、偏食、饥饱不均等不良的饮食习惯。对哺乳儿尽可能给予母乳喂养,对婴儿按时添加辅食,一般应从 4 个月以后添加易消化的食品,添加时应掌握先稀(菜汤、米汤、果汁)后干(奶糕、蛋黄)、先素(菜泥、豆制品)后荤(鱼泥、肉末)和先少后多的原则;对年龄较大的儿童应注意食物的新鲜清洁,不宜过食生冷、肥腻之品。并注意经常带小儿到户外呼吸新鲜空气,多晒阳光,增强体质。

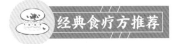

经典食疗方推荐

1. 疝气

▶ 山药扁豆粥 ◀

材　料　山药 15 克,白扁豆 10 克,粳米 30 克。

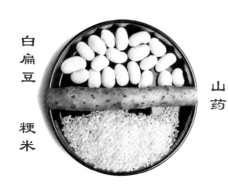

白扁豆

粳米

山药

制用法　先将白扁豆置于砂锅中，加清水适量，煮至开花，再将山药、粳米加入，米熟粥成。每日 1 剂，分 2～3 次食完，连服 7 天为 1 疗程。

按　语　婴幼儿的消化功能正处于发育阶段，抗病能力较为低下，饮食不节、喂养不当、致病因素侵袭等原因均可导致其损伤而发生疳气。中医认为，若治疗不及时或措施失当，疳气会恶化到下一个阶段，形成脾胃虚损、积滞内停、虚实夹杂之疳积。本方所用的山药在《本草纲目》中记载能"补中益气，强筋健脾"，白扁豆亦有"健脾胃，清暑湿"之功。目前，中医临床常用此二味补气健脾、和胃除疳。所以，凡孩子因胃失和、纳化失健而形成的疳气，服用本方定可见效。

▶ 茯苓鸡肫汤 ◀

材　料　茯苓 15 克，鸡肫 1 个。

制用法　将鸡肫洗净，去内膜，切薄片，与茯苓一起置于砂锅中，加清水适量，煎煮至鸡肫熟烂，调味后，食肉喝汤。每日 1 剂，分 2 次服完，1 周为 1 疗程。

按　语　小儿疳证是儿科临床常见病症之一。中医认为尤与饮食不节、喂养不当、营养失调、疾病影响等因素有关，其病机以脾胃受损为关键。本方以《本草经疏》中记载具有"解热散结，补心益脾"之功的茯苓，配具有"治小儿食虐，疗大人淋漓反胃，消酒积"等作用的鸡肫，意在以脏养脏、健胃运脾。一般疳证的发病多非"一日之寒"，故防治亦不可毕功于一役。本方适用于小儿疳证的初期阶段，用于防治疳气期的脾胃失和、纳化失健情况。同时，家长还要注意孩子的膳食调养，加强护理，力求不让病情恶化到下一阶段。

2. 疳积

▶ 健脾粉 ◀

材　料　淮山药、薏苡仁各 250 克，芡实 200 克，中稻米 500 克，鸡内金

100克。

制用法 将以上各味分别于铁锅中焙炒至淡黄色有香味产生,再混合共碾为细末,装瓶备用。每次用时取粉末1汤勺,用开水调成糊状喂食,可加糖盐调味,每日服2次,20天为1疗程。

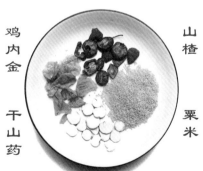

薏苡仁

淮山药

鸡内金

芡实

按语 小儿的疳积是由疳气发展而来,是一个慢性渐进性的发展过程,一旦诊断确立,治疗亦非短时间能够奏效。本方即立足于固本为主,以恢复脾胃的运化功能为关键。所用山药能"健脾胃",薏苡仁亦有"健脾益胃"之功,二味协同增效,共为主要药材。芡实又称"鸡头米",《本草从新》中认为其有"补脾固肾,助气涩精"之功,鸡内金则能化食运脾,二药共同辅佐山药与薏苡仁。配中稻米益气和中。诸药合用,可奏标本兼顾、扶正祛邪之功,对于脾胃虚损、积滞内停、虚实夹杂之疳积,可以达到攻补兼施的效果。本方制作简便,孩子易于接受,长期使用有益无害,有病治病,无病养身,能改善孩子的整体素质。

▶ 粟米山楂粥 ◀

材料 干山药30克,鸡内金10克,山楂10克,粟米150克。

制用法 先将山药、鸡内金分别研成细末备用,再将山楂洗净去核,粟米淘洗干净。将上料共同置于砂锅中,加清水适量,熬煮成粥。待粥将成时,将山药、鸡内金粉放入锅中搅匀,再熬煮片刻即成。服时可调入白糖以调味。

鸡内金

干山药

山楂

粟米

按语 山楂作为一种老少咸宜的食品,其果可生吃或做果脯、果糕,干制后可入药,是我国特有的药果兼用树种。《本草求真》有云:"山楂,所谓健脾者,因其脾有食积,用此酸咸之味,以为消磨。"其健脾开胃、消食化滞的功效也为广大老百姓所熟知。而鸡内金是指家鸡的砂囊内壁，系消化器官，用于研磨食物，该品为传统中药之一，用于消化不良、遗精盗汗等症，效果极佳，故而以"金"命名。两者相须为用，健脾消食，消积导滞。最后配上健脾益气的山药与粟米，攻补兼施，对小儿疳积有很好的疗效。本方经常食用能调理孩子的脾胃功能，特别是对于食欲不振、面黄腹胀的孩子更为适用。

❖ 3. 干疳 ❖

▶ 归参鳝鱼羹 ◀

材　　料　鳝鱼 300 克，当归 15 克，党参 15 克。

制用法　将鳝鱼洗净后切成细丝。当归、党参洗净后用纱布包扎，共同置于锅内，加清水适量，煎煮 1 小时。捞出药包，加葱、姜、食盐调味，加淀粉勾芡后，稍煮二、三沸后即成，吃鱼喝汤。

按　　语　归参鳝鱼羹是一道非常美味的菜肴。据《本草纲目》记载，黄鳝有补血、补气等功效，因此民间流传"小暑黄鳝赛人参"之说。当归与党参的配伍是著名的气血双补组合，当归可补血活血，党参可补中益气，将这两味药放入鳝鱼中一起煎煮，不但提升了羹的鲜味，更是提升了鳝鱼补气补血的功效。干疳作为疳证的最后阶段，已是脾胃虚衰、津液消亡、气血两败了。因此，本方只从补益气血入手，立足于扶正以祛邪，对处于干疳期的小儿有一定的疗效，并且适用于一切小儿虚劳性疾病。

▶ 神仙鸭 ◀

材　　料　鸭子 1 只，大枣 50 枚，莲子 50 枚，人参（研成细粉）3 克。

制用法　先将绍酒、酱油和匀，涂在鸭子表皮和腹内腌制一段时间。再将大枣去核、莲子去心，与人参粉和匀，与盐一同放入鸭腹中。将鸭装盘后放入锅中，用大火蒸，以鸭熟烂为度，即可出锅。

按　　语　鸭是为餐桌上的上乘肴馔，也是人们进补的优良食品。《本草纲目》记载，鸭肉能"主大补虚劳，最消毒热，利小便，除水肿，消胀满，利脏腑，退疮肿，定惊痫"。因为鸭子吃的食物多为水生物，故其肉性味甘、寒，有滋补、养胃、补肾等作用。在其中加入性平味甘、涩,具有补脾、益肺、养心、益肾和固肠等作用的莲子,以及安中养脾、平胃气的大枣,其补益作用更是上升了一个层次。最后通过"百草之王"人参的加入,起到了画龙点睛的作用,大补五脏,使得其不愧为"神仙鸭"之名。本方从健脾安中、气血双补两方面入手,标本兼顾,适用于脾胃虚衰、气血两败的干疳。

专家建议

　　疳证属于脾胃疾病,在膳食调养上应重视保护脾胃的正常功能,注意气血津液的消长。因此,在配膳时首先应选择既能健脾养胃,又容易消化的膳食,如粥、羹、汤等,常用食品及药物有山药、鸡内金、莲肉、粟米、粳米。

　　患有疳证的孩子都伴有营养不良的表现,如身体羸瘦、毛发焦枯、精神委顿。因此,在配膳原则上又当加强营养,鱼、肉、鸡、蛋等高蛋白食物是可选择的理想食品,但在制作过程中,要达到烂熟,以便消化吸收,如鲥鱼健脾汤、砂仁鲫鱼、归参鳝鱼羹、神仙鸭、猪肝羹等。

　　患有疳证的婴幼儿应改进哺乳和喂养方法,定时、定量喂养,饮食要有节制。伤乳停食者早期给予清淡素食即可,已有疳证者,宜注意补养,扶正而"疳"自除。

其他实用疗法

● **脐疗方**

三仁糊

【组方】 桃仁、杏仁、栀子、白胡椒、葛根各9克。

【制用法】 将上药择净,研细,用蛋清、白酒调成糊状,涂在布上敷于脐部,2天换1次,1周为1个疗程,连用2周。

【功用】 健脾助运。适用于小儿疳气,面黄肌瘦、发质稀黄、精神萎靡、脘腹胀满、纳食呆滞、大便完谷不化、唇色淡、地图舌、苔白腻、指纹淡等。

疳气膏药

【组方】 葱白 7 寸,生栀子、苦杏仁、大枣各 7 个,朴硝、白面各 9 克,头酒糟 30 克。

【制用法】 将上药择净,同捣如泥,摊膏 2 张,前贴肚脐,后贴腰背,布巾扎好。3 日内见靛青即好;若未见,再换 1 次。

【功用】 健脾消疳。适用于小儿疳气,或泄泻,或口渴而饮水,或厌食黄瘦,或爱睡而面向下。

栀子葱白膏

【组方】 栀子、芒硝各 9 克,杏仁 6 克,寸长葱白 7 节,白面、陈醋各适量。

【制用法】 将前 3 味研末,用葱白捣烂如泥状,再搅白面、陈醋调和成膏,贴脐部,7 天后揭去。

【功用】 清热消积。适用于小儿疳积,特别是出现明显热证,如尿黄、便秘等情况尤为适用。

内金山楂膏

【组方】 鸡内金、焦山楂各等量。

【制用法】 将二药择净,研为细末,装瓶备用。使用时每次取药末 10 克,用米醋或清水适量调为稀糊状,外敷于患儿双足心涌泉穴及肚脐孔处,敷料包扎,胶布固定,每日换药 1 次,连续 3～5 天。

【功用】 消积化食。适用于小儿疳积,特别是出现明显食欲不振、腹部隆起等实证的情况尤为适用。

肥儿膏

【组方】 黄芪、茯苓、白术、炙甘草、制厚朴、槟榔、山楂、麦芽、神曲、陈皮、益智、木香、砂仁、山药、莪术、使君子、川楝子、胡黄连、芜荑各 15 克,朱砂 3 克,黄丹适量。

【制用法】 将前 19 味药择净,用麻油熬枯,去渣取汁,收膏,加朱砂 3 克搅匀即成,摊膏备用。每次 1 膏,贴肚脐上,2 日换药 1 次。

【功用】 益气健脾,消积除疳。适用于小儿干疳。

● 药物外治

莱菔子适量,研末,阿魏调和。敷于伤湿止痛膏上,外贴于肚脐。1 日 1 次,连用 7 日为 1 疗程。用于疳积证腹部气胀者。

大黄 6 克,芒硝 6 克,栀子 6 克,杏仁 6 克,桃仁 6 克。共研细末,加面粉适量,用鸡蛋清、葱白汁、醋、白酒少许,调成稠状,敷于脐部,1 日 1 次,连用 3～5 日。用于疳积证腹部胀实者。

● 针灸疗法

体针:主穴取合谷、曲池、中脘、气海、足三里、三阴交,配穴取脾俞、胃俞;中等刺激,不留针,1 日 1 次,7 日为 1 疗程。用于疳气证、疳积轻证,烦躁不安,夜眠不宁加神门、内关;脾虚夹积,脘腹胀满加刺四缝;气血亏虚加关元;大便稀溏加天枢、上巨虚。

刺四缝法:取穴四缝,常规消毒后,用三棱针在穴位上快速点刺,挤压出黄色黏液或血少许;每周 2 次,为 1 疗程。用于疳积证。

● 推拿疗法

疳气证:补脾经,补肾经,运八卦,揉门板、足三里,捏脊。1 日 1 次。

疳积证:补脾经,清胃经、心经、肝经,捣小天心,分手阴阳、腹阴阳,1 日 1 次。消瘦者手法宜轻。

干疳证:补脾经、肾经,运八卦,揉二马、足三里,1 日 1 次。过于消瘦者不用。

此外,推拿手法捏脊,可用于疳气证、疳积证。

◌ 平时养护要点

预防

提倡母乳喂养,乳食定时、定量,按时按序添加辅食,适时断奶,膳食均衡,以满足小儿生长发育的需要;合理安排孩子的生活起居,保证充足睡眠时间,经常让孩子参加户外活动,呼吸新鲜空气,多晒太阳,增强体质;纠正孩子的不良饮食习惯,避免过食肥甘滋补、暴饮暴食、贪吃零食、挑食、饥饱无常等;发现孩子体重不增或减轻、食欲减退时,要尽快查明原因,及时加以治疗。

调护

加强孩子的饮食调护，饮食要富含营养，易于消化。婴儿添加食物不可过急、过早、过快，应由少及多、由稀至稠、由细到粗、由单一到多种，循序渐进地进行；保证室内温度适宜，光线充足，空气新鲜，患病的孩子衣着要柔软、保暖；防止交叉感染；病情较重的孩子要加强全身护理，防止褥疮、眼疳、口疳等兼证的发生；定期测量患儿的体重、身高，以及时了解和分析病情，评估治疗效果，重症患儿应密切观察病情，防止发生突然变化。

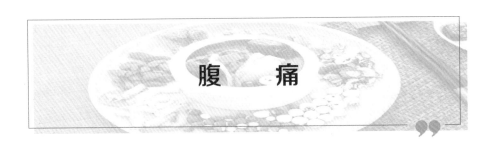

腹　痛

　　腹痛是孩子常见的临床证候，是指胃脘以下、脐之四旁以及耻骨以上部位发生的疼痛。若痛在两肋骨处，则称为胁肋痛；痛在上腹正中（剑突下与脐部中间）则称为胃痛。腹痛包括大腹痛、脐腹痛、少腹痛和小腹痛。大腹痛是指胃脘以下、脐部以上腹部疼痛；脐腹痛是指脐周部位的疼痛；少腹痛是指小腹一侧或两侧疼痛；小腹痛是指下腹部的正中部位疼痛。很多疾病均有腹痛症状，但本节讨论的腹痛仅指儿内科常见功能性腹痛而言，全身性疾病以及腹部器质性疾病不在此例。

　　腹痛可见于任何年龄与季节，婴幼儿不能诉说，腹痛常表现为啼哭。腹痛的病因有很多，主要是小儿脾胃薄弱，过食生冷或腹部受凉，腹部被寒气所侵，经脉气血失调，不通则痛；或因小儿年幼无知，饮食不知饥饱，暴饮暴食，过食不消化食物，引起乳食停滞而发生腹部胀满或阵发腹痛。

　　腹痛是一种比较常见的症状，很多家长带孩子前来就诊的原因就是孩子出现了腹痛。小儿腹痛是由于孩子的腹内组织出现了损伤或者是受到了强烈刺激，也可能是全身疾病或者是胸部疾病所导致的。腹痛是孩子的一种主观感觉，病变和刺激程度都会影响腹痛的强度，心理和神经等因素也会引起腹痛。不同的患儿受到同样的刺激在持续时间和强度上也会不一样，这与个人的体质和敏感程度有关。

腹痛的分类

　　引起孩子腹痛的原因较多，主要有感受寒邪、伤于乳食、脾胃虚寒、情志不畅、外伤损络等，病位主要在脾、胃、小肠、大肠，亦可与肝有关，病机关键为脾胃肠腑气滞，不通则痛。小儿脾胃薄弱，经脉未盛，易为各种病邪所干扰。六腑以通降为顺，经脉以流通为畅，凡外邪内侵，或乳食积滞，或情志内伤，或外伤损络，而致脾胃纳化失司，肠腑壅滞不通者，皆可发生腹痛。因此，我们选择在临床上最常见的证型来进行介绍，即腹部中寒证与乳食积滞证。

腹部中寒型的腹痛，孩子基本都有外感寒邪或饮食生冷史。因为寒邪具有收引的特性，所以此类腹痛的特点是拘急疼痛，并且肠鸣声非常大，疼痛是一阵阵发作的。由于是寒邪引起的腹痛，所以如果在痛处敷上热水袋或者是喝点热水的话，疼痛是可以缓解的；相反，如果继续进行生冷的饮食，那么疼痛就会加剧。当疼痛发作时，孩子会面色苍白，甚至额头上出现冷汗，唇色发紫、发暗，四肢发冷，或者伴随上吐下泻、小便清长。孩子以往常有类似的发作病史，指纹显红色。

而乳食积滞型的腹痛，孩子往往都有伤乳、伤食的病史。腹部会呈现胀满的状态，一旦触碰则会疼痛加剧。这样的孩子完全没有进食的欲望，经常嗳腐吞酸，有时会腹部剧痛想要排便，并且可通过排便来缓解疼痛；有时又经常呕吐，吐出物酸臭难闻。孩子平时经常放屁，大便秽臭，晚上睡觉不安稳，半夜也经常啼哭。孩子的指纹显暗紫色。

饮食调养原则

腹痛是一种疾病的症状，家长们在平时可以通过饮食来帮宝宝进行调理，还要避免让孩子吃一些可能会使腹痛加重的食物。平时要教育孩子养成良好的饮食习惯，三餐要定时定量，不能在睡前进食，也不要暴饮暴食，少吃一些刺激性的食物。

可以在平时多为孩子准备一些富含蛋白质和维生素的食物，比如瘦肉、鱼、鸡、肝、绿叶蔬菜、胡萝卜、西红柿、山药、卷心菜、红枣等。还可以让孩子多吃一些温热、温中益气的食物，比如姜、芥末、韭菜、牛羊肉、南瓜、胡桃、龙眼等，可以起到缓解腹痛的作用。

当发现孩子出现腹痛之后，不要再让他吃生冷的食物，也不要吃土豆、南瓜、甜品等可能会引起气机壅阻的食物。另外，一些油腻、油炸的食物最好也不要让孩子吃。对于受寒腹痛的孩子，可以把大蒜浸泡在酒和醋各半的瓶中，十天之后吃蒜可以缓解腹痛的症状。

为了防止孩子因为心理活动而引发腹痛,要让孩子保持愉快的心情,不要出现精神紧张的情况。在进行剧烈运动之前不能让孩子吃得太饱,当然也不能饿着肚子进行运动。

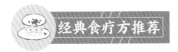 经典食疗方推荐

◼ 1. 腹部中寒证 ◼

▶ 干姜粥 ◀

材 料 干姜 2 克,高良姜 3 克,粳米 100 克。

制用法 将干姜与高良姜洗净后捣碎置于砂锅内,放入适量清水,先煎煮干姜、高良姜,约15 分钟后出锅,滤渣取汁。在药汁中继续加入粳米,同煮至米烂熟为粥。早晚趁热服食,先从小剂量开始,逐渐增加,3～5 周为 1 疗程。

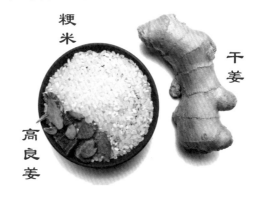

按 语 干姜是生姜的干品,《本草纲目》有云:"元素曰,干姜……其用有四:通心助阳,一也;去脏腑沉寒痼冷,二也;发诸经之寒气,三也;治感寒腹痛,四也。"可见其温中散寒作用相比生姜更加强大。而高良姜又名良姜,同样具有温中散寒作用,多与干姜、炮姜配伍治疗下焦的冷痛,其独特的止痛作用是它广受欢迎的原因。配以益脾胃的粳米,全方共奏散寒止痛之效,适用于腹部中寒型的小儿腹痛。

▶ 姜韭牛奶羹 ◀

材 料 韭菜 250 克,生姜 25 克,牛奶 250 克(或奶粉 2 汤匙,加水适量)。

制用法 将韭菜、生姜切碎后捣烂,以洁净的纱布绞取汁液。将汁液

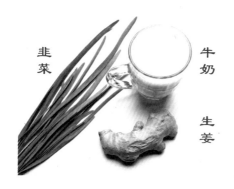

韭菜　牛奶　生姜

置于砂锅内，然后加入牛奶，加热煮沸即可。趁热服用。

按　语　牛奶是古老的天然饮料之一，被誉为"白色血液"，具有补虚损、益肺胃、生津润肠之功效，对人体非常重要。生姜在我国自古以来就有"生姜治百病"的说法，是我国中医主要的药用食材。《名医别录》曰："生姜，微温，辛，归五藏。去痰，下气，止呕吐，除风邪寒热。"最后加上人们餐桌上常出现的韭菜，其味辛，可温中、行气、散瘀，并且韭汁对痢疾杆菌、伤寒杆菌、大肠杆菌、葡萄球菌等均有抑制作用。此三味合用，共奏攻补兼施之效，适用于腹部中寒型腹痛。

2. 乳食积滞证

▶ 三消饮 ◀

材　料　麦芽 10 克(炒)，谷芽 10 克(炒)，焦山楂 10 克。

制用法　上药洗净后置于砂锅内，加入适量清水煎熬约 15 分钟。出锅后可放入少量白糖调味，趁热顿服。

按　语　山楂作为一种老少咸宜的食品，其果可生吃或做果脯、果糕，干制后可入药，是我国特有的药果兼用树种。李时珍称之能"化饮食，消肉积癥瘕"，并认为"凡脾弱食物不克化，胸腹酸刺胀闷者，于每食后嚼二三枚，绝佳"，其健脾开胃、消

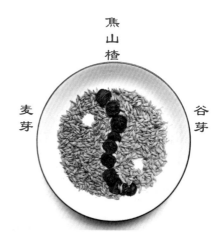

焦山楂　麦芽　谷芽

食化滞的功效也为广大老百姓所熟知。而麦芽与谷芽都可用于米面薯芋食滞证及脾虚食少消化不良，有消食和中的功效，且作用和缓、助消化而不伤

胃气,两者通常相须为用,以提高疗效。经过焙炒的炮制以后,使得其消食导滞作用都更加增强,适用于小儿乳食积滞型腹痛。

▶ **二芽煎** ◀

材　料　生谷芽、生麦芽各 15 克。

制用法　将生谷芽、生麦芽洗净后置于砂锅内,加入适量清水煎煮约 15 分钟。可加入少许白糖调味,随后装瓶。每次服用 40~60 毫升,每日 3 次。

按　语　生麦芽主要用于米面薯芋食滞证,可以促进淀粉性食物的消化,经常与山楂、神曲、鸡内金等同用。而治小儿乳食停滞,单用本品煎

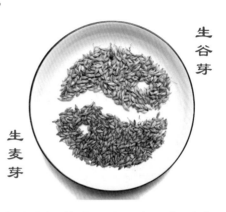

生谷芽

生麦芽

服或者研末服有效。谷芽在《本草纲目》中被称为"快脾开胃,下气和中,消食化积",因此,生谷芽与生麦芽同样具有消食和中之用,两者相须为用。此方中两者不进行焙炒,目的是使其作用和缓、助消化而不伤胃气,可以长期让孩子服用,健脾消食。本方适用于米面食滞型腹痛,且脾胃功能已受损的孩子。

专家建议

　　饮食应清淡、稀软,容易消化,食物的温度以不凉不热为好,可食白米粥、牛奶、面片汤等。忌食荤腥、生冷、黏硬食物,少食糖,糖吃多了易引起腹胀,从而加重腹痛。

其他实用疗法

● **脐疗方**

吴茱萸熨方

【组方】　吴茱萸 75 克。

【制用法】 将吴茱萸用白酒适量拌匀,有绢布包成数包,上笼蒸 20 分钟,趁热以药包熨脐下、足心,药包冷则更换,每日 2 次,每次 30 分钟,或以疼痛缓解为度。

【功用】 暖肝散寒,温阳益肾。适用于寒凝腹痛。

葱白食盐熨方

【组方】 葱白 100 克,食盐 500 克。

【制用法】 先将食盐放锅内炒,以炸花为度,纳入葱白拌匀,用毛巾包好,趁热敷脐上,热度不宜过高,以免烫伤。每日 1～2 次,连续 2～3 天。

【功用】 温阳散寒。适用于小儿感寒腹痛。

焦楂大黄糊

【组方】 焦山楂、大黄、槟榔、鸡内金各 10 克。

【制用法】 将上药择净,研为细末,装瓶备用。使用时每次取药末适量,用米醋调为稀糊状,外敷于肚脐孔处,敷料包扎,胶布固定,每日换药 1 次,3 日为 1 个疗程,连续 2～3 个疗程。

【功用】 消食化滞。适用于食积腹痛。

六曲糊

【组方】 神曲适量。

【制用法】 将上药择净,研为细末。用米醋调为稀糊状,外敷于肚脐孔处,敷料包扎,胶布固定,每日换药 1 次,3 日为 1 个疗程,连续 2～3 个疗程。

【功用】 消食化滞。适用于食积腹痛。

艾桂药袋

【组方】 艾叶、肉桂、丁香、草豆蔻、高良姜、砂仁各等量。

【制用法】 将上药择净,研为细末,装入布袋中,佩戴于脐腹部,每月换药 1 次,连续 2～3 个月。

【功用】 温中散寒,行气和胃。适用于小儿因感寒而引起的胃痛及腹痛。

● 敷贴疗法

丁桂儿脐贴:每帖 1.6 克。贴于脐部,每次 1 贴,24 小时换药 1 次。用于腹部中寒证、脾胃虚寒证。

公丁香 3 克,白豆蔻 3 克,肉桂 2 克,白胡椒 4 克,共研细末,过 100 目筛,贮瓶备用。用时取药末 1～1.5 克,填敷脐中,再外贴膏。用于腹部中寒证、脾胃虚寒证。

● 针灸疗法

针刺:取足三里、合谷、中脘、天枢、气海。寒证腹痛加灸神阙;食积加内庭;呕吐加内关。一般取患侧,亦可取双侧。快速进针,行平补平泻手法,捻转或提插。年龄较大的儿童可留针 15 分钟,或留至腹痛消失。

● 推拿疗法

揉一窝风,揉外劳宫,补脾经,推三关,摩腹,拿肚角。用于腹部中寒证。

补脾经,顺运八卦,推四横纹,清板门,清大肠,揉中脘,揉天枢,分腹阴阳,拿肚角。用于乳食积滞证。

顺运八卦,清胃,退六腑,推四横纹。用于肠胃积热证。

揉外劳宫,清补脾,顺运八卦,补肾经,推三关,揉中脘,揉脐,按揉足三里。用于脾胃虚寒证。

◦ 平时养护要点

预防

注意孩子的饮食卫生,勿多食生冷;注意气候变化,防止孩子感受外邪,避免腹部受凉;让孩子餐后稍事休息,勿作剧烈运动。

调护

剧烈或持续腹痛的孩子应卧床休息,随时查腹部体征,并作必要的其他腹部检查,以便做好鉴别诊断和及时处理;根据病因,给予孩子相应饮食调护;给予安慰,消除患儿的恐惧心理;寒性腹痛的孩子应温服或热服药液,热性腹痛的孩子应冷服药液,如果有呕吐的情况,药液要少量多次分服。

胃 脘 痛

胃脘痛又称胃痛，是指剑突下与脐部之间的疼痛，是小儿时期常见的脾胃疾病之一。常时发时止，可伴有腹胀、恶心呕吐、厌食、反酸等症状。本病一年四季均可发病，尤以学龄儿童多见，多因饮食不节、饥饱无常、过食生冷等原因引起。

本病分虚证、实证。虚性胃脘痛发生在体弱的儿童，症见面色黄、胃痛反复发作、纳差、胃痛时喜暖喜按、大便溏；实性胃脘痛发生在体质强壮的儿童，病前多有暴饮暴食和食冷饮的诱因，胃痛常骤然发作，疼痛轻重不一，胃痛时拒按，口气腐臭，大便恶臭，病因是气血运行失调，脾胃失和，瘀阻不通。

西医学所指的急慢性胃炎、胃溃疡、胃痉挛、胰腺炎等也属胃脘痛范围。还有些外科疾病也可出现胃脘痛，但不在本章讨论。若疑为外科疾患引起的胃脘痛，应及时到医院就诊。

胃脘痛的分类

孩子脾胃薄弱，经脉未盛，易为各种病邪所侵扰。胃脘痛的致病因素有内因和外因之分，外因主要为感受外邪，其中以风寒外感、湿热邪毒最为常见；内因主要为饮食不节、情志失调、脾胃虚弱。本病以八纲辨证为纲，根据起病的缓急、病程的久暂、胃痛的性质以及伴随的症状，以辨别寒热、虚实、阴阳。因胃脘痛本身证型较多，而小儿的病情相比于成人又比较单纯，所以在此我们只将小儿胃脘痛的常见证型进行辨别。

寒凝气滞证是小儿胃痛最常见的证型之一，一般是由于感受风寒或曾经有过多吃生冷食物的情况。这样的胃痛往往是突然发作，发病迅速，而且疼痛剧烈,好像胃都绞在了一起似的。如果家长能够及时给孩子喝热水,或者是用热水袋敷在孩子的胃脘部,那么疼痛就会减轻;如果胃脘部受凉,那么胃痛将会更加严重。孩子的指纹呈现淡红色。

饮食积滞证是小儿胃痛的另一种证型,起病前常有饮食不节或暴饮暴食的情况。这种类型的胃痛往往是一种胀痛,感觉肚子一直胀鼓鼓的,并且用手触碰胃脘部的话疼痛会加剧。孩子胃痛时还会伴随嗳腐吞酸,或呕吐不消化的食物,一旦吐出来了,疼痛又会减轻很多。平时孩子的胃口不怎么好,并且会大便不爽。孩子的指纹呈现暗紫色。

以上两种均为小儿胃痛的常见实证,而常见的虚证是脾胃虚寒证。由于脾胃虚寒而引起胃痛的孩子往往病程比较长,而且是一种隐隐的胃痛,是一种不剧烈却又持续疼痛。孩子喜欢温暖的环境和饮食,空腹的时候疼痛会加重,而吃点东西之后又可以自行缓解。平时孩子会有呕吐清水的情况,吃饭时吃得也不多。家长会发现孩子每天总是没什么精神,手脚也不温暖,大便经常是溏薄的。孩子的指纹颜色很淡。

饮食调养原则

胃脘痛是小儿时期常见的脾胃疾病之一,多因饮食不节、饥饱无常、过食生冷等各种原因引起,故饮食调护是防治此病的很重要的环节。胃的主要生理功能是受纳饮食、腐熟水谷。人之生长发育,赖饮食之营养以维护。饥饱失宜可以引起疾病,同时也是导致胃痛的重要因素。《素问·痹论》中指出:"饮食自倍,肠胃乃伤。"宋代严用和在《济生方·宿食门》中说:"善摄生者,谨于和调,一饮一食,使人于胃中,随消随化,则无滞留之患;若察受怯弱,饥饱失时,或过餐五味,鱼腥、乳酪,强食生冷果菜,停蓄胃脘,遂成宿滞,轻则吞酸呕恶,胸满噫呃,或泄或痢;久则积聚,结为癥瘕,面黄羸瘦,此皆宿食不消而主病焉。"说明饮食不节所致胃肠病常可引起气血不足,胃失濡养,发为胃痛。

平时给孩子的饮食应定时,提倡少食多餐,以清淡易消化的食物为宜,切忌暴饮暴食,或饥饱不均。若胃痛持续不已,疼痛较剧或兼呕吐时,可暂时禁食。若呕吐失水较多时,应供应充足的水分和电解质。为了使胃部得到休息,减轻负担,恢复脾胃功能,应采用容易消化的流食。等到胃脘痛缓解后,再逐渐恢复进食。

在饮食制备方法上，力求细软，容易消化，采用少量多餐制，先让孩子进食半流食，再逐步过渡为普通饮食。故在疾病过程中不可勉强进食，疾病初愈，更不能骤然暴食。《景岳全书》曾指出："不欲食，不可强食，强食则助邪，新愈之后，胃气初醒，夕闷又可纵食。"《外台秘要》中说："食欲得少而数，不欲顿而多，多即难消也。"胃痛的饮食，不仅要注意进食的数量，更重要的是根据辨证来选择。

一般寒证宜温，热证宜凉，阳虚宜厚味温补，阴虚宜淡薄滋养。实证之寒积脘痛的孩子，可服生姜红糖茶或姜韭牛奶羹；食滞脘痛的孩子，可服蜜饯山楂、蜜饯萝卜；气滞脘痛的孩子，可服佛手菊花饮或香橼合欢茶；脾胃虚寒的孩子，可服八宝粥；胃脘痛并且有吐酸水情况的孩子，应忌食糯米、话梅及甜点心，可食用牛奶、鸡蛋、豆浆、奶油烹调的饮食；泛吐清水或胃酸不足的孩子，应忌食柿饼、苏打饼干等，应用些葱姜肉汤或葱花鸡汤以帮助消化，增进食欲。

此外，我们还需要考虑药物与食物的关系。服用中药一般均忌嗜茶，服参类补品则忌食萝卜，白术忌桃、李，蜂蜜忌葱，甘草忌鲢鱼，天门冬忌鲤鱼等。内服汤药对虚寒性胃痛宜温服，对虚热性胃痛宜稍凉服。如果孩子有呕吐的情况，可在服药前用鲜生姜擦舌面。胃痛的发生与饮食的调护关系密切。因此，应未病先防，既病之后，亦应以此来调理脾胃，减轻症状，使疾病向愈。

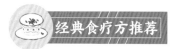 经典食疗方推荐

1. 寒凝气滞证

▶ 肉桂姜糖水 ◀

材　　料　肉桂 3 克，生姜 9 克，红糖适量。

制用法　将肉桂、生姜洗净后置于砂锅内，加入适量清水，煎煮约 15 分钟后放入红糖，再煮沸 5 分钟后即可滤渣出锅。趁热饮红糖水。

按　　语　生姜红糖水，也叫姜汤，是民间广为流传的一种驱寒暖胃的

偏方。生姜红糖水一定要趁热喝下，发一身汗，体内的寒气便会消散，人就会通体舒坦起来。生姜性温味辣，含有姜醇等油性挥发物，还有姜辣素、维生素、姜油酚、树脂、淀粉、膳食纤维以及少量矿物质，能增强血液循环、刺激胃液分泌、兴奋肠道、促进消化、健胃增进食欲。红糖是未经精炼的粗糖，保留了较多的维生素和矿物

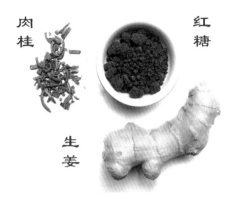

质，特别适合年老体弱者及孩子服用。将其煮成红糖水喝比直接吃更容易吸收其中的营养成分，且更加具有补中益气、健脾胃、暖胃的功效。最后通过加入具有补元阳、暖脾胃、除积冷功效的肉桂，使得本方成为一个暖胃祛寒的良方，适合寒凝气滞型胃脘痛，特别是突然受凉或者是过食冷饮后胃脘疼痛的孩子服用。

▶ 姜韭牛奶羹 ◀

材　料　韭菜 250 克，生姜 25 克，牛奶 250 克（或奶粉 2 汤匙，加水适量）。

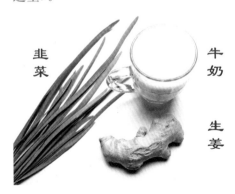

制用法　将韭菜、生姜切碎后捣烂，以洁净的纱布绞取汁液。将汁液置于砂锅内，然后加入牛奶，加热煮沸即可。趁热服用。

按　语　牛奶是古老的天然饮料之一，被誉为"白色血液"，具有补虚损、益肺胃、生津润肠之功效，对人体非常重要。生姜在我国自古以来就有"生姜治百病"的说法，是我国中医主要的药用食材。《名医别录》曰："生姜，微温，辛，归五藏。去痰，下气，止呕吐，除风邪寒热。"最后加上人们餐桌上常出现的韭菜，其味辛，可以温中、行气、散瘀，并且韭汁对痢疾杆菌、伤寒杆菌、大肠杆菌、葡萄球菌等均有抑制作用。此三味合用，

共奏攻补兼施之效，不但行气散寒，还健脾和胃，适用于寒凝气滞型胃脘痛。

▣ 2. 饮食积滞证 ▣

▶ 山楂茯苓糖浆 ◀

材　料　山楂 100 克，茯苓 100 克，白砂糖适量。

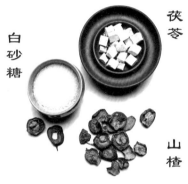

制用法　将山楂、茯苓置于砂锅中，加入清水 1 000 毫升，煎煮 2 小时。滤去药渣，将砂糖加入，再加温将汁液浓缩至 200 毫升，即可装瓶备用。每次一小勺，每日 3 次。

按　语　山楂自古以来即为消食化滞之品，既可为食，又能入药，用之甚广，李时珍亦称之能"化饮食，消肉积癥瘕"，并认为"凡脾弱食物不克化，胸腹酸刺胀闷者，于每食后嚼二三枚，绝佳"。茯苓则能健脾利湿，和中益气。本方以二味相配，既可消食化滞，又能健脾除湿、益气和中。故用本方可奏标本兼顾、扶正祛邪之效。此剂型适合饮食积滞型胃脘痛的孩子，虽制作有点复杂，但使用方便，对孩子较适宜。

▶ 金米茶 ◀

材　料　鸡内金 10 克，粳米 50 克，艾叶 15 克。

制用法　将三味同置铁锅内以小火炒至焦香（不可炒至焦黑），再加清水适量，煎煮 30 分钟，滤去残渣，加红糖适量，2 沸后起锅备用。每日 1 剂，频频代茶饮，5 剂为 1 疗程。

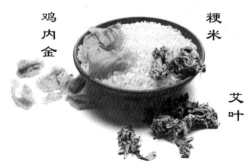

按　语　鸡内金指的是鸡胃中内层黄膜，《本草纲目》中又称"肫胵里黄皮"。一般家庭做

菜多将其视为废弃物扔掉,其实鸡内金有多种药理作用,入药已两千余年。本方以其运脾化食之优良功效而视为主要药材,李时珍亦称其能"治小儿食虐""消酒积"。配用的艾叶为苦微温之品,李时珍称之能"温中助冷除湿"。二味与粳米同炒至焦香,不仅极具有运脾暖胃之功,而且消食和中、增进食欲的作用倍增,是中医治疗中寒食滞常用的方法,适合因过食生冷而导致饮食积滞型胃脘痛的孩子服用。

◈ 3. 脾胃虚寒证 ◈

▶ 山姜羊肉汤 ◀

材　料　羊肉 500 克,生姜 15 克,山药 100 克,牛奶 100 毫升。

制用法　先将羊肉切块,与生姜共同置于砂锅中,加清水适量,以小火清炖 4 小时,取羊肉汤 1 碗,置于锅中,加山药,以小火炖烂。最后将牛奶倒入,直到沸腾后起锅,加入食盐调味后即可。每日 1 碗,分次服用,15 天为 1 疗程。

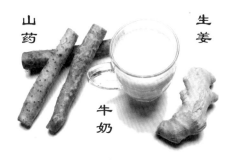

按　语　中医称羊肉为大热之品,《本草纲目》中记载其能治"虚劳寒冷,补中益气,宁心止惊",历来被作为大温大补的食物,多用于虚寒之证。小儿脾胃虚寒型胃脘痛的病变过程多数较长,中医认为"久病必虚",且临床多见面色淡白、神疲乏力、形寒肢冷、纳差便溏等表现,故使用以羊肉为主的食疗方较为适宜。本方配用生姜不仅能解羊膻味,而且还有"益脾胃,散风寒"之功。山药入汤可发挥健脾胃的功效,再加牛奶"补益劳损,润大肠"。全方温中散寒、健脾益气,是治疗脾胃虚寒型胃脘痛的常用食疗方之一。

▶ 糯米红枣粥 ◀

材　料　大枣 50 克,糯米 100 克,红糖 100 克。

制用法　将大枣冲洗干净后剔去果核,与糯米共同置于砂锅中,并放

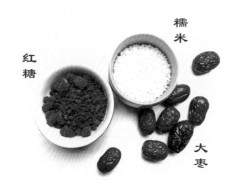

糯米

红糖

大枣

入适量清水。用大火煮沸后，改用小火煮至熟烂，最后调入红糖即成。

按语 糯米大枣粥是一道色香味俱全的名点，属于粤菜系药膳，以糯米、大枣为主材制成。糯米营养丰富，为温补强壮食品，具有补中益气、健脾养胃、止虚汗之功效；大枣可以健脾益胃、补气养血、养血安神。大枣配糯米，补益之力增强，且能补肺敛汗，对于脾胃虚弱及肺虚易汗者尤宜。最后加入红糖调味，使本方更具有益气补血、健脾暖胃、缓中止痛、活血化瘀的作用。因此，本方适用于脾胃虚寒的孩子，并且适合无病者食之，能使肤色红润、体重增加，还可保护肝脏和增强体质。

专家建议

饮食应松软，易消化。忌生冷、黏腻、厚味、坚硬及刺激性食物。主食以发面馒头、软饭为主。副食可多食些健胃养胃的食物，如山药、扁豆、莲子等。

其他实用疗法

● 脐疗方

茱姜糊

【组方】 吴茱萸5克，生姜3片。

【制用法】 将吴茱萸研为细末，与生姜捣烂，加米醋调为稀糊状，外敷于肚脐孔处，敷料包扎，胶布固定，每日换药1次，连续2～3天。

【功用】 温中散寒止痛。适用于寒凝气滞证胃痛，症见胃脘疼痛暴作，畏寒喜暖，温熨脘部可使痛减，口不渴，喜热饮，苔白，脉弦紧。

胡椒肉桂膏

【组方】 胡椒、肉桂各 5 克,木香、吴茱萸各 10 克。

【制用法】 将上药择净,共研细末备用。每次取药物适量,米酒调匀,外敷肚脐处,包扎固定,每日换药 1 次。

【功用】 温中行气。适用于寒凝气滞型胃痛、溃疡反酸等。

芒硝面粉糊

【组方】 芒硝 30 克,山楂、栀子、大枣各 7 粒,葱白 9 个,面粉 30 克,白酒适量。

【制用法】 将上药择净,共捣烂,用白酒适量做成 2 个饼,外敷于肚脐孔及其对应的背部正中,敷料包扎,胶布固定,每隔 2 小时将药饼取下加白酒适量调匀再敷,每日 3 次,连续 3 天。

【功用】 清热导滞,消食和胃。适用于小儿饮食积滞型胃痛,且伴随明显热象。

防芪肉桂散

【组方】 防风、黄芪、肉桂各等量。

【制用法】 将上药择净,共研细末备用。先用 75% 乙醇棉球消毒脐部,趁湿填入药粉 5 克于脐内,外贴胶布固定,3 天换药 1 次,7 次为 1 个疗程,连续 4 个疗程。

【功用】 补益脾肾。适用于脾胃虚弱而引起的胃脘疼痛。

麝香暖脐膏

【组方】 当归、白芷、乌药、小茴香、大茴香、香附各 4 克,木香 2 克,乳香、没药、丁香、肉桂、沉香各 1 克,麝香 0.15 克。

【制用法】 将上药择净,用麻油适量熬枯,滤净,收膏,加乳香、没药、丁香、肉桂、沉香、麝香调匀,摊膏而成。用时将药膏烘热,敷于肚脐处,每日换药 1 次,痛止即停用。

【功用】 温中散寒,行气止痛。适用于小儿寒性、虚寒性、气滞胃痛,寒凝气滞型与脾胃虚寒型均可使用。

● 敷贴疗法

丁桂儿脐贴:每帖 1.6 克。贴于脐部,每次 1 贴,24 小时换药 1 次。用于寒凝气滞证、脾胃虚寒证。

● 针灸疗法

针刺取穴：①膈俞、脾俞、上脘、建里、足三里；②肝俞、胃俞、中脘、下脘、足三里。配穴：脾胃虚弱加章门；肝胃不和加期门；胃阴不足加三阴交；胸闷、恶心加内关；食滞者加解溪。采用常规针刺，施平补平泻法，留针30分钟，中间行针2次，每日1次。10次为1个疗程，间隔2日再行下个疗程。

● 推拿疗法

清脾胃，顺运八卦，推四横纹，清板门，清大肠。用于饮食积滞证。

顺运八卦，清胃，退六腑，清四横纹。用于湿热中阻证。

揉外劳宫，补脾，顺运八卦。用于脾胃虚寒证。

● 拔罐疗法

取大椎、上脘、天柱、中脘、胃俞穴拔罐。用于寒凝气滞证。

平时养护要点

预防

教育和劝慰孩子消除紧张或忧郁的情绪，生活要有规律，要定时进食，并且避免过度疲劳；避免进食粗糙、过冷、过热或刺激性大的食物，饮食适量，不要过饱或过饥。

调护

孩子的饮食要根据病情而定，发病期进流质、软食；孩子消化性溃疡大出血时应禁食，缓解期进食易消化的饮食；保持心情舒畅，环境宜安静；密切关注孩子的情况，注意病情变化。

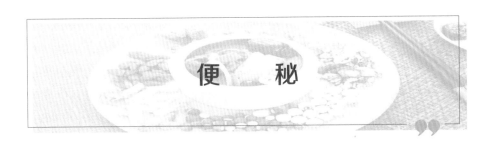

便　秘

便秘是指大便秘结不通,排便次数减少或排便间隔时间延长,或大便排出不畅的病证。小儿便干、硬,排便时哭闹费力,次数明显减少,有时 2～3 天甚至 6～7 天排便一次,即为便秘。便秘包括器质性便秘与功能性便秘两大类,在这里我们主要讨论的是功能性便秘,即结肠、直肠未发现明显器质性病变而以功能性改变为特征的排便困难。功能性便秘约占儿童便秘的 90%以上。

在小儿功能性便秘中,最常见的是暂时性便秘,多因乳食积滞、燥热内结,或热病之后津液耗伤、不能润便所致。另一种是习惯性便秘,是经常性的排便困难,常为正气虚衰、肠腑传导无力所致。

便秘的分类

便秘的常见病因有饮食因素、情志因素、热病伤津及正虚等因素,其主要病位在大肠,病机关键是大肠传导功能失常。本证应以八纲辨证为主,重点辨别实证、虚证。实证多由乳食积滞、燥热内结和气机郁滞所致,一般病程短,病情轻浅,粪质多干燥坚硬,常腹痛拒按;虚证多因气血不足,肠失濡润,传导无力所致,一般病程较长,病情顽固,粪质虽不甚干硬,但多欲便不出或便出不畅,腹胀喜按。在临床中,实证最为典型的证候是燥热内结,而虚证最为典型的证候是气虚不运。

燥热内结证多见于热病之后,由热邪伤阴所致,或是因小儿饮食不节,乳食停滞所致。突出表现是孩子的大便干结,排便困难甚至便秘不通,或者大便呈羊屎状。燥热内结的孩子往往感觉腹部胀满不适,或是满脸通红,全身发热，小便短黄。有时还会伴随口干、口臭、口舌生疮的情况。孩子的指纹呈现紫色。

气虚不运证多见于先天禀赋不足或是病后调理不当的孩子。典型症状是孩子经常有便意，并且大便也不干结，但是却排便艰难，需要努力挣扎好久才能便出，每次便后都感觉全身无力，甚至气喘吁吁，大汗淋漓。气虚不运的孩子在平时也往往是精神萎靡的，面色也没有光泽，指纹呈现淡红色。

饮食调养原则

单纯性便秘指因肠道吸收水分过多，引起粪便较黏稠。常见的原因有：①饮食不足。婴儿进食太少，消化吸收后所剩余渣少，大便量少。奶中糖量不足时，肠蠕动弱。饮食不足时，营养不良，腹肌和肠壁肌张力不足，收缩无力引起排便困难。②食物成分不当。若食物中含大量蛋白质，碳水化合物含量不足，肠内部发酵过程少，大便呈碱性、干燥；若吃较多碳水化合物，肠道内发酵增加，排便质软且次数多；若食入的脂肪和碳水化合物都增加，则排便润利。牛奶中含大量钙化酪蛋白，经常食用牛奶使粪质中含较多且不能溶解的钙皂，呈碱性，大便干结且易便秘。此外，如果小儿偏食喜肉食，少吃或不吃蔬菜，食物中纤维素太少，使大便体积小，不足以刺激肠壁引起排便反射，也易发生便秘。③缺乏良好的排便习惯，未形成排便的条件反射。无清晨排便习惯也是便秘的常见原因。④常用泻药，缺少体力活动，以及慢性疾病如营养不良、佝偻病、钙缺乏症等造成肠壁肌肉乏力，也可导致便秘。某些药物，如抗惊厥药、利尿药以及铁剂均可引起便秘。⑤疾病因素，如肛门狭窄、先天性巨结肠、脊柱裂等也可引起便秘。

对单纯性便秘的小儿，要改善饮食内容，增加饮水，多吃含纤维素的谷物、蔬菜，同时训练排便习惯。对母乳喂养的小儿，加食糖、菜水、橘汁、番茄汁，4个月后加泥状食物，如果泥、菜泥，蜂蜜水60～90毫升（每日）。人工喂养的小儿较易便秘，若合理加入辅食，多数不宜发生便秘；一旦发生便秘，可将奶量酌减，增加辅食，牛奶中多加糖，也可喂蜂蜜、果汁以刺激肠蠕动。对于月龄较大的婴儿，加泥状食品、水果、粥类，以及较粗的谷类食品。1～2岁的小儿可吃粗粮或红薯。超过3个月的婴儿可开始训练排便，清晨喂奶后扶持或坐排便小盆，坚持半个月至1个月可养成习惯。

保证孩子每天有足够的饮水量。早晨起床后空腹饮温开水1杯或淡盐水 1 杯。小儿的饮食应注意多种营养的合理搭配,水果(如梨)和含纤维素较多的蔬菜(如胡萝卜、白菜、菠菜、芹菜等)要多吃一些。另外,应适当吃些粗粮,如玉米粉、小米、麦片等。

家长平时注意训练小儿养成按时排便的习惯。便秘的婴儿如果是喝牛奶的,可以在牛奶中加大糖的含量,也可加些米汤,使牛奶蛋白凝块变小。特别值得一提的是,便秘的孩子不宜吃话梅、柠檬等酸性果品,有时食之过多反而不利于排便。

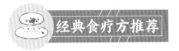

◤ 1. 燥热内结证 ◢

▶ **番泻鸡蛋汤** ◀

材　料　番泻叶 5～10 克,鸡蛋 1 个,菠菜少许。

制用法　将鸡蛋磕入碗内搅散备用。番泻叶洗净后用水煎煮约 15 分钟后,去渣取汁,加入鸡蛋、菠菜,煮沸后加入食盐、味精调味即成。每日 1 剂,早晚分 2 次服用。

按　语　番泻叶最早出自《饮片新参》,文中记载其可以"泄热,利肠府,通大便",现代医学研究也证实其能够治热结便秘、积滞腹胀。而菠菜味甘、性凉,入大肠、胃经,可利五脏、通肠胃、润肠,敛阴润燥,滋阴平肝,助消化。因此,菠菜不但助番泻叶增强了泄热通便的功效,更滋阴润肠,从根本上治疗燥热内结。而鸡蛋的加入,使得全方攻补兼施,一味通便会导致正气的亏虚,通过鸡蛋的补益作用来调补脏腑,使得本方作用平和,适用于治疗小儿因燥热内结而引起的便秘。

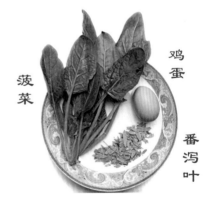

菠菜　　鸡蛋　　番泻叶

▶ 萝卜汁 ◀

材　料　白萝卜1根，蜂蜜适量。

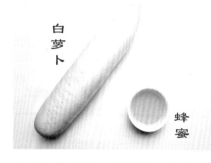

白萝卜

蜂蜜

制用法　将白萝卜洗净后，放入碗中捣碎，用纱布过滤出萝卜汁。在萝卜汁里加入热水、蜂蜜后饮用。每日频服。

按　语　萝卜在我国民间素有"小人参"之美称，《本草纲目》称之为"蔬中最有利者"。中医理论认为，萝卜味辛甘、性凉，入肺胃经，为食疗佳品，可以治疗或辅助治疗多种疾病。其性凉入胃经的特性，可以帮助缓解肠道内的燥热内结，而其本身下气消积的功效，也可以泻热消积，行气通便。现代研究也认为，白萝卜含芥子油、淀粉酶和粗纤维，具有促进消化、增强食欲、加快胃肠蠕动和止咳化痰的作用。再配以"和营卫、润脏腑、通三焦、调脾胃"的蜂蜜，使全方调脾胃、通脏腑的功效大大增加，适用于燥热内结便秘，并且有乳食积滞症状的孩子。

◀▶ 2. 气虚不运证 ◀▶

▶ 黄芪苏麻粥 ◀

材　料　黄芪10克，苏子30克，火麻仁30克，粳米150克。

制用法　将黄芪、苏子、火麻仁洗净后烘干，打成细末，置于容器中。在容器内倒入200毫升温水，用力搅匀，待粗粒下沉时，取药汁备用。洗净粳米，以药汁煮米，待米熟烂成粥，即可出锅使用。每日1剂，分早晚2次服用。

按　语　黄芪的药用迄今已有两

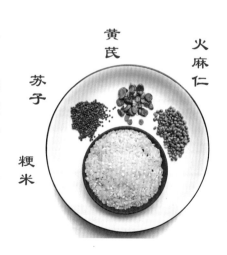

黄芪

火麻仁

苏子

粳米

千多年的历史，是中药中最常用也是最好用的补气药之一，适用于大多数气虚证，本方利用黄芪来补虚益气，意在从根本上缓解因气虚不运而导致的便秘。而苏子与火麻仁的经典配伍选自《本事方》，火麻仁与苏子均能润肠通便，而火麻仁擅长润燥滑肠，苏子擅长下气宽肠，故两者相配用以增强疗效。全方标本同治，不但从症状上缓解了便秘，还从根本上补虚益气，解除便秘隐患，增强孩子体质。本方适用于小儿因气虚不运而导致的便秘，对伴随神疲乏力、少气懒言等气虚症状者尤佳。

▶ 杏仁羹 ◀

材　　料　杏仁 10～20 克，山药 50 克，胡桃肉 20 克。

制用法　将三味洗净后去皮打碎和匀，置于砂锅中。在锅中加入清水适量，煮沸后加入少许蜂蜜，出锅倒入茶壶中。每日频服。

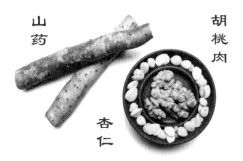

按　　语　山药别名淮山、山薯、薯蓣。据《本草纲目》记载，山药性味平、甘、无毒，有益肾气、强筋骨、健脾胃、止泻痢、化痰涎、润皮毛、治泄精健忘等功效，是一种非常好的保健食品及中药材。本方重用山药以健脾益气，通过补气和健脾两方面来治疗孩子气虚的问题。而杏仁味苦，可补肺、润肠通便；核桃味甘，可补肾、润肠通便，此两者相配，不但增强其通便之功，更是与山药共同补益肺、脾、肾三脏。肺主气司呼吸，脾为气血生化之源，肾主纳气，三脏安康则气虚自除。本方各药功效平和，孩子可以每日频服，且全方以补益为主，通便为辅，适合于气虚不运便秘，便秘不严重而正气虚弱的孩子。

专家建议

乳食积滞、燥热内结的小儿便秘者应多吃蔬菜、水果，饮食以清淡稀软为宜。水果含有果酸，可帮助消化，蔬菜能刺激肠道蠕动，帮助排便。脾胃虚弱的小儿便秘者，除吃水果、蔬菜外，应增加一些有油性但不滋腻的食品,如牛奶、鸡蛋、花生、芝麻等。油炸食品应该限制,水果要适量食用,食之过多反而不利排便。乳哺的婴儿便秘时,可在牛奶中多加些白糖或淡果汁、淡菜汤,可使排便通畅。

其他实用疗法

● 脐疗方

黄楂糊

【组方】 生大黄、焦山楂各等量。

【制用法】 将二药择净,研为细末,装瓶备用。每次使用时,取药末 10 克,用米醋或清水适量调为稀糊状,外敷于患儿双足心涌泉穴及肚脐孔处,敷料包扎,胶布固定,每日换药 1 次,连续 3～5 天。

【功用】 清热导滞,消积化食。适用于热结、食积便秘。

大黄内金糊

【组方】 生大黄、鸡内金各等量。

【制用法】 将二药择净,研为细末,装瓶备用。每次使用时,取药末 10 克,用米醋或清水适量调为稀糊状,外敷于患儿双足心涌泉穴及肚脐孔处,敷料包扎,胶布固定,每日换药 1 次,连续 3～5 天。

【功用】 清热导滞,消积化食。适用于热结便秘。

蓖麻芒硝散

【组方】 蓖麻仁、芒硝各等量。

【制用法】 将二药择净,共捣膏状,外敷于肚脐处,敷料包扎,胶布固定,每日换药 1 次,连续 2～3 天。

【功用】 清热导滞。适用于热结便秘,且便质较为坚硬者。

葱白方

【组方】 葱白适量。

【制用法】 将葱白择净,捣烂,敷脐外以艾灸 2 壮,每日 2 次。或将葱白蘸蜂蜜适量插肛内,每日 1 次。

【功用】 行气通腑,适用于小儿气虚便秘。

葱姜糊

【组方】 连须葱头 3 个,生姜 10 克,食盐 3 克,淡豆豉 12 粒。

【制用法】 将上药择净,研细,同捣泥,外敷脐中,包扎固定,每日换药 1 次。

【功用】 温中健脾行气。适用于小儿虚性便秘。

● 针灸疗法

取主穴大肠俞、天枢、支沟、上巨虚,加配穴合谷、曲池,用于燥热内结证;加脾俞、肾俞,用于气虚不运证。1 日 1 次,若为气虚不运证,则针后加灸。

● 推拿疗法

燥热内结证:清大肠,按揉膊阳池,摩腹,退六腑,清脾经。
气虚不运证:揉中脘、脾俞、肾俞,摩腹,推脾经、肾经,推下七节骨。

平时养护要点

预防

让孩子多进食蔬菜,尤其是粗纤维类蔬菜,适量多饮水;让孩子适当进食有通便作用的水果,如香蕉、梨、桃、猕猴桃、火龙果等;鼓励孩子多参加体育活动。

调护

让孩子多饮水;多给孩子准备粗纤维类食物,忌食辛辣、炒香类食品;帮助孩子养成定时排便习惯,必要时,对孩子进行排便训练;当需要对孩子进行临时对症治疗时,可用开塞露塞肛。

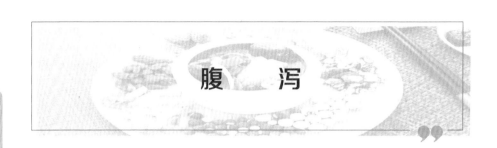

腹　泻

腹泻，中医也称之为"泄泻"，是以大便次数增多，粪质稀薄或如水样为特征的一种小儿常见病，西医将其分为感染性腹泻和非感染性腹泻两类。感染性腹泻多由病毒（如轮状病毒、柯萨奇病毒、埃克病毒等）、细菌（大肠杆菌、空肠弯曲菌、耶尔森菌等）引起；非感染性腹泻常由饮食不当、肠道功能紊乱等引起。中医认为，泄泻的主要病变部位在脾胃，病机关键是脾胃受损，升降失司，水谷不分，混杂而下。

本病一年四季均可发生，夏秋季节发病率高，不同季节发生的腹泻，证候表现也会有所不同。腹泻在2岁以下的孩子中发病率高，是我国婴幼儿最常见的疾病之一。

腹泻的分类

小儿腹泻发生的原因有外因和内因之分。外因是由于感受湿邪，常兼风、寒、暑、热等邪而为病，其中以湿热为多见；内因是由于伤于乳食或脾胃虚弱。腹泻的病机关键是脾胃受损，升降失司，水谷不分，混杂而下。我们按照起病的缓急、病程的长短将腹泻分为暴泻和久泻。暴泻多属实证，其中常见的是湿热泻和伤食泻；久泻多属虚证，其中常见的是脾胃虚弱和脾肾阳虚。

湿热泻是以起病急、泻下急迫、量多次频为主要特征的。湿热泻的孩子大便往往如水样或如蛋花汤样，气味非常难闻，还可能会有少许黏液。孩子除了会有肠胃功能的问题外，还会伴随一系列的全身症状，比如可能会恶心呕吐、发热烦躁、口渴、小便发黄等。孩子的指纹呈现紫色。这种情况下，若没有得到正确的治疗,很可能会转化为脾虚泄泻。

伤食泻的孩子一般都有乳食不节的病史,大便稀溏并且会夹杂还没消化完的食物残渣,气味酸臭。伤食泻的孩子在便前往往会有腹胀腹痛的情况,这种情况在排便后会得以缓解。平时,孩子会嗳气吞酸甚至呕吐,经常食欲不振,晚上睡觉也不安稳。孩子的指纹显暗色。本证可以单独发生,更是经常成为其他病证的兼证,若是治疗不当,容易发生脾虚泄泻,甚至发展为疳证。

虚证中的脾虚泻,常常是由暴泻的治疗不当,或者是孩子脾胃功能的先天禀赋不足引起。脾虚泻的病程比较长,孩子的大便稀溏,大多在饭后进行排便,症状时轻时重。孩子在平时会有面色萎黄、形体消瘦、神疲乏力等全身症状,指纹呈现淡色。本证若是进一步发展,很容易由脾及肾转变成脾肾阳虚泻,或是久泻转为疳证。

脾肾阳虚泻是腹泻中最为严重的一个证候,是以久泻不止、大便清稀、伴随大量食物残渣、全身发冷为主要特征的。脾肾阳虚的孩子经常是精神萎靡、睡觉时眼睛闭不紧,甚至可能出现脱肛的情况,孩子的指纹呈淡色。若是继续让病情发展下去,则会导致阳气暴脱,孩子很可能会夭折。

饮食调养原则

提倡母乳喂养,哺乳时要定时定量,增添辅食要及时、合理。为使发生病变的脾胃暂时减轻负担,轻症患儿腹泻时,宜适当减少乳食。重症患儿初起即需禁食8～12小时,以后随病情逐渐好转,可逐渐恢复少量母乳或米汤等易于消化的食物。初愈后仍应注意调摄饮食,力戒油腻生冷之品。

要勤换尿布,保持皮肤清洁干燥。每次大便后用温水清洗臀部,并扑上滑石粉,以防发生红臀。注意保护肛门,并观察肛周皮肤黏膜的变化。

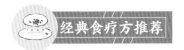

经典食疗方推荐

◆ 1. 湿热泻 ◆

▶ 马齿苋饮 ◀

材　料　鲜马齿苋30～60克。

制用法 将马齿苋洗净后置于砂锅中，加清水 150 毫升，煎煮 30～50 分钟，滤取药汁 60 毫升；亦可将马齿苋清炒成菜肴（可以调味，但少用植物油）服食。每日 1 剂，每次喂服 20 毫升，每日 3 次。

按 语 马齿苋又称五行草、长命草、九头狮子草等，味酸、寒，无毒。一般在餐桌上属于野菜范畴，入药亦有千余年的历史，李时珍称其有"散血消肿，利肠滑胎，解毒通淋，治产后虚寒"等功效，临床常用之治疗急性湿热泻痢。据现代药理学研究，马齿苋对痢疾杆菌、伤寒杆菌、金黄色葡萄球菌等均有明显抑制作用。故用于治疗孩子急性发作的湿热型泄泻效果较好。

▶ 胡萝卜茶 ◀

材 料 胡萝卜 250 克，茶叶少许，红糖少许。

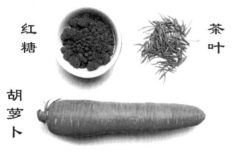

红糖　茶叶　胡萝卜

制用法 先将胡萝卜切成碎块，与茶叶共同置于砂锅中，加入清水适量，煎煮至胡萝卜烂熟，再加红糖，即可出锅。1 日 1 剂，分 4～6 次服完，直至泄泻停止。

按 语 婴幼儿湿热泄泻为临床多见之病证，患儿常有大便次数增多，粪便稀溏，便色黄或呈蛋花水样，伴随肛门红赤，小便短黄，舌质红，苔黄等表现。中医诊治多以清热止泻为法则。本方选用的胡萝卜能"下气补中，利胸膈肠胃，安五脏，令人健，有益无损"；所配茶叶为"苦而寒，阴中之阴，沉也降也，最能降火"之品。二味相配，既能补气厚肠，又能清热止泻，故用于本病较为适宜。

🔹 2. 伤食泻 🔹

▶ 麦芽饮 ◀

材 料 炒麦芽 15～20 克。

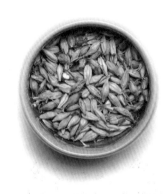

炒麦芽

制用法 将炒麦芽置于砂锅中,加入清水适量,煮沸后再煎煮 10～15 分钟,滤渣取汁备用。每日 1 剂,频频喂服,5 天为 1 疗程。

按　语 麦芽为大麦的成熟果实经发芽干燥而得,为甘、平之品,李时珍称其能"消化一切米、面、诸果食积"。本方独用麦芽一味,自古即有麦芽炒制则消食作用倍增的记载,可见治疗目的重在消除停滞之积食。婴幼儿的脾胃消化功能尚处于发育阶段,喂养中稍不留意,即可能将其损伤,以致乳食停积。临床此类患儿多见排便次数增多,大便稀溏,有酸腐臭味,其中常夹杂有乳块或未消化食物,并伴有呕吐或溢乳,拒绝饮食等症状。治疗上除用本方外,还应停止喂食 8～10 个小时,以使脾胃功能得以恢复。

▶ **山楂茯苓糖浆** ◀

材　料 山楂 100 克,茯苓 100 克,白砂糖适量。

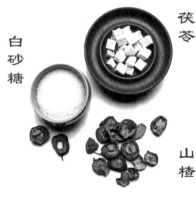

茯苓

白砂糖

山楂

制用法 将山楂、茯苓置于砂锅中,加入清水 1 000 毫升,煎煮 2 小时。滤去药渣,将砂糖加入,再加温将汁液浓缩至 200 毫升,即可装瓶备用。每次一小勺,每日 3 次。

按　语 山楂自古以来即为消食化滞之品,既可为食,又能入药,用之甚广。李时珍亦称之能"化饮食,消肉积癥瘕",并认为"凡脾弱食物不克化,胸腹酸刺胀闷者,于每食后嚼二三枚,绝佳"。而茯苓则能健脾利湿、和中益气。本方以二味相配,既有消食化滞,帮助食物消化之功,又能利尿除湿,分消止泻,益气健脾。故用本方可奏标本兼顾、扶正祛邪之效,适用于伤食泻。此剂型虽制作有点复杂,但使用方便,对孩子较适宜。

3. 脾虚泻

山药扁豆粥

材　料　山药 15 克，白扁豆 10 克，粳米 30 克。

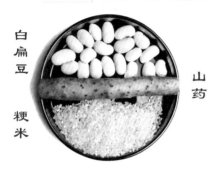

白扁豆
粳米
山药

制用法　先将白扁豆置于砂锅中，加清水适量，煮至开花，再将山药、粳米加入，米熟粥成。每日 1 剂，分 2～3 次食完，连服 7 天为 1 疗程。

按　语　婴幼儿的消化功能正处于发育阶段，抗病能力较为低下，若喂食不当或致病因素侵袭均可导致其损伤而发生腹泻。中医认为，若治疗不及时或措施失当，均可形成脾虚久泻，孩子不仅可见排便次数增多、大便稀溏、久泻不止，而且还可见到少气懒言、食欲减退、消瘦、精神不振等表现。本方所用的山药，《本草纲目》称其能"补中益气，强筋健脾"，白扁豆亦有"健脾胃，清暑湿"之功。目前中医临床常用此二味，补气健脾，化湿止泻。所以，凡孩子因脾虚所致的久泻不止，服用本方定可见效。

山药散

材　料　淮山药适量。

制用法　取山药洗净，去皮，切片，烘干，研成细末，装瓶备用。每次 3～9 克，用开水冲调成奶糕样，即可喂服，亦可加少量糖或盐调味，每日 3～4 次。

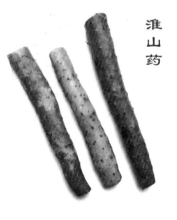

淮山药

按　语　儿童处于生长发育阶段，其脾胃功能尚不健全，极易为多种因素损伤，以致发生脾虚泄泻。临床所见以大便稀溏，夹有不消化食物，反复发作，或见食后即泻，伴食欲不振，神疲倦息，面色萎黄等为主要表现。山药有"健脾胃，止泻痢"之功，今人亦称其为"平补三焦气阴"之品，有补气固涩、开源节流等作用。本方单用山药，意在突出其健脾补虚之功，且来源广泛、制作简单、使用方便、安全有效。故用于单纯因脾虚所致的腹泻较为适宜。

❖ 4. 脾肾阳虚泻 ❖

▶ 荔枝粥 ◀

材　料　荔枝肉 50 克，山药 10 克，莲子 10 克，粳米 100 克。

制用法　将荔枝拨开取肉，山药、莲子洗净，粳米淘净，一同置于砂锅内，加清水适量。用大火烧沸后，转用小火煮至米烂熟成粥即可，可加入冰糖调味。5 天为 1 个疗程，每日 1 次，作晚餐食用。

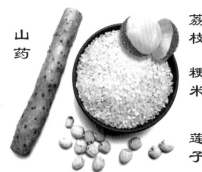

山药　荔枝　粳米　莲子

按　语　荔枝香甜适口，营养丰富，唐朝杨贵妃最喜欢吃荔枝，"一骑红尘妃子笑，无人知是荔枝来"，使荔枝妇孺皆知，千百年来，盛传不衰。中医认为，荔枝性味甘、酸、温，入脾、心、肝经，果肉具有补脾益肝、理气补血、温中止痛、补心安神的功效；荔枝核具有理气、散结、止痛的功效。荔枝可止呃逆、止腹泻，是顽固性呃逆及五更泻者的食疗佳品，同时有补脑健身、开胃益脾、促进食欲之功效。莲子具有补脾、益肺、养心、益肾和固肠等作用；山药补脾养胃、生津益肺、补肾涩精，两者共奏补肾益脾之效，共助荔枝温补脾肾之阳。本方善于标本兼治，不但涩肠止泻，缓解腹泻的症状，还从根本上治疗脾肾阳虚，而且所选均为日常饮食常用之物，功效平缓，非常适合因脾肾阳虚而导致腹泻的孩子。

▶ 芡实粉粥 ◀

材　料　芡实粉 30 克，核桃肉（打碎）15 克，大枣（去核）5～7 枚。

制用法　在砂锅内加入清水适量，用大火煮沸。将芡实粉先用凉开水

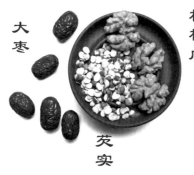

大枣

核桃肉

芡实

打糊，再倒入砂锅中搅拌，之后拌入核桃肉、红枣肉，用小火煎煮成糊状，可加入适量白糖调味。每日 2 次，可作早、晚餐食用。

按　语　本方来源于《本草纲目》，芡实是药食两用的中药材，又名鸡头米、鸡头苞等，其功效为益肾涩精、补脾止泻。清代医家陈士择说得最好："芡实止腰膝疼痛，令耳目聪明，久食延龄益寿，视之若平常，用之大有利益，芡实不但止精，而亦能生精也，去脾胃中之湿痰，即生肾中之真水。"所以说，芡实是健脾补肾的绝佳首选，其甘能补脾、涩能止泄，故对肾虚遗精、脾肾阳虚泻甚效。核桃性温，入肾经温补肾阳；大枣性温，入脾经补益脾阳，两者共奏温补脾肾之效。全方性味平和，四季皆宜，适合调理小儿的脾肾阳虚型泄泻。

专家建议

　　婴幼儿腹泻要注意饮食的习惯及喂养的时间，做到定时喂养，注意饮食卫生，不要过饱饮食，选择容易消化的食物。若腹泻次数较频，必须预防婴幼儿失水；可多饮水或在水中加入少许糖、盐饮用，也可供给藕粉、稀粥、蛋汤、果汁等。并适当补充咸汤。

　　腹泻时间较长者，可适当食用或饮用一些含有鞣酸的食物，因鞣酸有收敛的作用，能在肠黏膜表面结合蛋白质形成保护膜，减轻有害物质对神经末梢的刺激，抑制肠蠕动，有助止泻。苹果、茶叶、石榴（去仁）等均有丰富的鞣酸，可供食用。

　　若腹泻已止，可适当给婴幼儿增加一些营养，补充蛋白质、维生素，以补充泄泻的消耗。可进食少渣、易消化、富于营养的食物，如软饭、脱脂牛奶、蛋清、鱼肉、鸡肉、小牛嫩肉、猪瘦肉，新鲜低纤维的蔬菜。

　　腹泻婴幼儿自始至终忌食粗纤维、油腻、生冷等不易消化的食物。

其他实用疗法

● 脐疗方

二白陈皮糊

【组方】 白术、白芍、陈皮、山楂、升麻、车前子、吴茱萸、豆蔻、丁香各等量。

【制药法】 将上药择净,研为细末,装瓶备用。使用时取药末适量,用清水调为稀糊状外敷于肚脐孔处,敷料包扎,胶布固定,每日换药 1 次,3 次为 1 个疗程,连续 1～2 个疗程。

【功用】 健脾止泻。适用于小儿因脾虚而引起的腹泻。

泻散

【组方】 吴茱萸、公丁香各 30 克,肉桂 15 克,广木香、炒车钱、胡椒粉、五倍子各 10 克。

【制用法】 将上药择净,共研细末,装瓶备用。使用时每次取药末适量,用米醋或白酒少许调为稀糊状,敷贴于患儿双足心涌泉穴及肚脐处,外用敷料包扎,胶布固定,每日换药 1 次,连续 1 周。

【功用】 补肾健脾,收敛止泻。适用于小儿脾肾阳虚泻。

敷脐膏

【组方】 黄连、车前子、六一散各 2 份,黄柏、木香各 1 份。

【制用法】 将诸药择净,共研细末,加陈醋、藿香正气水适量调匀,外敷于肚脐,敷料包扎,胶布固定,每日换药 1 次。

【功用】 清热解毒,燥湿止泻。适用于小儿湿热型腹泻。

香澄散

【组方】 荜澄茄、肉桂、丁香、花椒、吴茱萸各等量。

【制用法】 将上药择净,共研细末备用,外用,每次取本品适量敷于患儿脐孔,外用胶布或麝香风湿膏贴紧。隔日 1 次,一般贴 3 次。

【功用】 温中散寒,健脾利湿。适用于小儿迁延性慢性腹泻。

三香饼

【组方】 小茴香 3 克,木香、丁香、炒白术、肉桂各 5 克,白胡椒 2 克,生姜,小蒜头各 10 克。

【制用法】 将上药择净,共研细末,同生姜、蒜头捣烂,加蜂蜜适量调匀做饼敷脐,外盖纱布,胶布固定,每日 3 次。

【功用】 温中,行气,止泻。适用于小儿因过食生冷而引起的伤食腹泻。

● **药物外治**

小儿腹泻贴:每贴 1.2 克。贴于脐部,每次 1 贴,48 小时换药 1 次。用于风寒泻、脾虚泻、脾肾阳虚泻。

鬼针草 30 克,加水适量,煎煮后倒入盆内,先熏蒸,后浸泡双足,每日 2～4 次,连用 3～5 日。用于各证。

● **针灸疗法**

针刺:取足三里、中脘、天枢、脾俞。发热加曲池,呕吐加内关、上脘,腹胀加下脘,伤食加刺四缝,水样便多加水分。实证用泻法,虚证用补法,1 日 1～2 次。

艾灸:取足三里、中脘、神阙。隔姜灸或艾条温和灸。1 日 1～2 次,用于脾虚泻、脾肾阳虚泻。

● **推拿疗法**

清补脾土,清大肠,清小肠,退六腑,揉小天心。用于湿热泻。

揉外劳宫,推三关,摩腹,揉脐,揉龟尾。用于风寒泻。

推门板,清大肠,补脾土,摩腹,逆运内八卦,点揉天突。用于伤食泻。

推三关,补脾土,补大肠,摩腹,推上七节骨,捏脊。用于脾虚泻。

平时养护要点

预防

注意孩子的饮食卫生,食品应新鲜、清洁,不吃变质食品,不要暴饮暴食,要让孩子养成饭前、便后洗手的习惯,餐具要卫生。提倡母乳喂养,不宜在夏季及孩子患病时断奶,遵守添加辅食的原则,注意科学喂养。帮助孩子加强户外运动,注意气候变化,防止孩子感受外邪,避免腹部受凉。

调护

适当控制孩子的饮食,减轻脾胃负担。对吐泻严重及伤食泄泻的孩子应暂时禁食,以后随着病情好转,逐渐增加饮食量,忌食油腻、生冷及不易消化的食物。保持孩子的皮肤清洁干燥,勤换尿布,每次大便后,用温水清洗臀部,并扑上爽身粉,以防发生红臀。密切观察孩子的病情变化,及早发现泄泻变证。

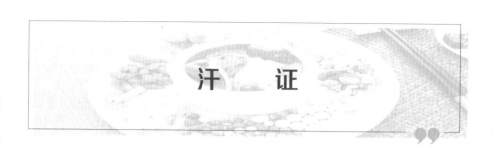

汗 证

出汗是人体的一种生理现象。在日常生活中，天气炎热，或衣被过厚，或喂奶过急，或活动剧烈，或情绪紧张，都可引起出汗，甚至有些体格壮实的孩子也爱出汗，若无其他疾患，这些都是常态。而在安静情况下，或无故而全身或局部出汗过多，甚则大汗淋漓，则属于病态，我们称之为汗证，多发生于5岁以内的小儿。

小儿汗证有自汗、盗汗之分。睡中出汗，醒时汗止者，称盗汗；不分寤寐，无故汗出者，称自汗。但小儿汗证往往自汗、盗汗并见，故辨证时应当综合考虑。至于因湿热病引起的出汗，或属危重证阴竭阳脱、亡阳大汗者，我们不在此进行论述。

小儿汗证，多属西医学自主神经功能紊乱，维生素D缺乏性佝偻病、结核病、风湿热等也常见多汗症状。反复呼吸道感染，表虚不固者，常有自汗、盗汗。临证当注意鉴别，及时明确诊断，以免延误治疗。

汗证的分类

汗是人体五液之一，由阳气蒸化津液而来。心主血，汗为心之液，卫气为阳，营血为阴，阴阳平衡，营卫调和，则津液内敛。反之，若阴阳脏腑气血失调，营卫不和，卫阳不固，腠理开阖失职，则津液外泄为汗。小儿汗证的发生多由体虚所致，有肺卫不固证与气阴亏虚证之分。

肺卫不固证，主要见于肺气虚弱、表卫不固的孩子，尤其是平时体质就比较虚弱的孩子。此种类型的汗证以自汗为主，可能会伴随盗汗，以头颈部以及胸背部汗出比较明显，活动时出汗加剧。这样的孩子往往会神疲乏力，脸色没有光泽，经常容易感冒。

气阴亏虚证，主要见于急病、久病之后的气阴耗伤，或者本身体质就是气阴亏虚的孩子。此类型的汗证以盗汗为主，也会伴随自汗。气阴亏虚的孩子往往形体消瘦，汗出比较多，精神也萎靡不振，时常心烦不安并且睡眠很少，醒来时汗出很多。有时，孩子还会出现低热、口干、手足心灼热的情况，哭声没有力气，口唇呈现淡红色。

饮食调养原则

汗是人体内津液受阳气蒸化而从汗孔排出的水液。小儿体禀纯阳，肌肉、皮肤组织都很嫩弱。此时，如果小儿只有单纯少量出汗，但生长发育良好，精神活泼，无其他症状，则为清阳发越之象，是正常的现象；如果孩子出汗过多，而且兼有其他症状，就应该考虑有其他病了。孩子异常出汗主要包括自汗和盗汗。

小儿自汗是指孩子因天气炎热、衣被过厚、剧烈运动及其他刺激因素而稍动则自然出汗的现象。这样的情况多是阳气不固、津液外泄所致。这种出汗基本上是正常的。如果孩子没有原因地出汗，就属于病态的自汗。

盗汗亦称寝汗，睡时出汗，醒后即止。孩子盗汗多因阴虚热扰、心液不能敛藏所致。有的孩子入睡不久，头、胸、背等处开始出汗，常浸湿枕巾、睡衣等。这主要是因为孩子刚入睡体温开始上升，此时爱出汗的孩子盗汗现象就很明显，这是一种生理现象。孩子大多在3~4月份或11月份容易出现盗汗现象，但是盗汗现象一般只出现在晚上12点前。中医认为，孩子阳气旺盛，前半夜阴气尚未到最盛之时，在前半夜就会出汗；到了后半夜，阴气渐盛而抑制了孩子体内的阳气外溢，出汗渐止，所以家长不要害怕。

孩子因为疾病而兼有出汗症状时，除了请医生检查、治疗外，在家还可以选择合适的饮食调理方法。如果我们分不清孩子出汗究竟属于哪方面的证候，可以遵循"自汗多为阳虚，盗汗多为阴虚"的处理原则。

对于自汗的孩子，要注意其平时是否有精神萎靡、容易疲劳、面色淡白、易患感冒、语声低等现象。对于这样的孩子要注意忌口，平时不要吃生冷、坚硬不易消化的食物。可多吃一些具有健脾作用的食品，如粳米、薏苡仁、山药、扁豆、莲子、大枣等，这些既能健脾益气，又能和胃。

对于盗汗的孩子，要注意孩子是否有形体消瘦、皮肤干燥无光泽、两颧红、手足心热、大便干燥、小便黄、烦躁不宁等现象，这样的孩子要注意忌口，不吃煎、炸、烤、熏、油腻的食物，如油饼、炸羊肉串、烤鸭、膨化食品以及辛辣食物等。

应让孩子多吃一些养阴生津的食物，如小米、杂粮、豆制品、牛奶、鸡蛋、瘦肉、鱼肉、水果、蔬菜等，特别应多吃苹果、甘蔗、香蕉、葡萄、山楂、西瓜等含维生素多的水果。

多汗的孩子应注意勤换衣被，并随时用软布擦身，或外用扑粉，以保持皮肤干燥；身上有汗时，应避免直接吹风，以避免受凉感冒，发生病变。多汗易造成阴津亏损，阳气受伤，因此，要多给孩子饮水，多吃营养丰富的食物，保证代谢之需。

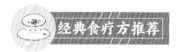

经典食疗方推荐

1. 肺卫不固证

▶ 仙枣汤 ◀

材　料　仙鹤草 30 克，红枣 15 克。

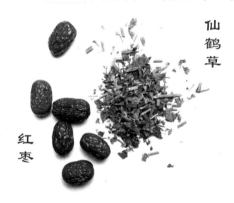

仙鹤草

红枣

制用法　将红枣洗净劈开，与仙鹤草共同置于砂锅中，加清水适量，以小火煎煮 30 分钟，滤去残渣，加少许白糖调味即可。每日 1 剂，频频喂服，7 剂为 1 个疗程。

按　语　仙鹤草又称"龙牙草""脱力草"，其味苦涩，有良好的收敛之功，被称为强壮性收敛止血剂。中医认为血汗同源，故本方用之，意在借其收敛固涩之功，达到固表止汗之效。民间有用本品补虚扶正恢复过劳伤气状态的用法，故有"脱力草"之名。红枣被李时珍誉为"脾之果"，有补气健脾、养血安神之功。二味相配，外能固表收敛、止汗御风，内能益气扶正、养血生津，共奏标本兼顾之效。

本方恰合小儿汗证多因虚而致之的病机,故用之效佳。

▶ **鲜虾翠** ◀

材　料　鲜河虾 300 克,韭菜 250 克。

制用法　将河虾洗净去壳,韭菜洗净切段。炒制时,先以大火将河虾除水,加清油适量,煸炒至半熟,再加韭菜,炒至香出菜熟,加佐料调味后,即可起锅。每日或隔日 1 剂,顿食或分次食完,7 剂为 1 个疗程。

按　语　李时珍称河虾有"江湖出者大而色白,溪池出者小而色青"两种,皆为甘温之品,有"壮阳道"之功。而韭菜又称为"起阳草""生长草",亦有补阳气、"止消渴盗汗"之功。小儿汗证多因阳气不足、肌表不固所致。故本方以此两味相配,意在扶助阳气、益卫固表、敛汗止遗。临床用于白天动则出汗者,因阳虚内寒、腠理疏松而见汗出不止,身凉畏风,神疲乏力,反复感冒等表现的孩子尤宜。

◀ 2. 气阴亏虚证 ▶

▶ **参麦止汗茶** ◀

材　料　太子参 10 克,浮小麦 15 克,红枣 5 枚。

制用法　将红枣洗净劈开,与太子参、浮小麦共同置于砂锅中,加入清水适量,以小火煎煮 30 分钟,滤去残渣,加少许糖调味即可。每日 1 剂,频频喂服,7 剂为 1 疗程。

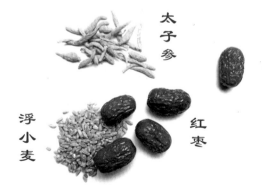

太子参

浮小麦

红枣

按　语　李时珍称"水淘浮起者"即浮小麦,其能"益气降热,止自汗盗汗,骨蒸虚热,妇人劳热"。现今临床中医多将之视为止汗之专药,凡体虚汗出者皆用之,效果良好。但其毕竟为治标之剂,故本方配以太子参和红枣。太子参为清补之品,有气阴双补之功,补力和缓,尤宜用于小儿;红枣为补气养血、健脾安神之品。三味配合，能涩能补，气阴并调，标本兼顾。因方中补气之品为多，故用于自汗证尤宜。

▶ 百合山药粥 ◀

材　料　百合 10 克，山药 20 克，粳米 50 克。

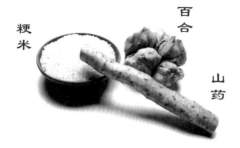

制用法　先将百合水发洗净，与山药、粳米共同置于砂锅中，加入清水适量，以小火煎熬至米烂熟粥成，使用时可加少许佐料调味。每日 1 剂，分次服完，10 剂为 1 疗程。

按　语　李时珍说："百合之根，以众瓣合成也。或运专治百合病故名，亦通。"目前临床中医认为，百合有滋阴清热、润肺安神之功，且尤善养心、肺、胃等脏之阴津，为治阴虚内热、夜寐盗汗之佳品。山药乃"益肾气，健脾胃，止泄利，化痰涎，润皮毛"之品，被誉为"平补三焦气阴，补涩兼备之要药"。二味配合，意在治本为上，寓清于补，能退阴虚内热，以消汗出之根，故尤宜用于因气阴不足而致虚热汗出的患儿。

专家建议

　　自汗体质多虚，饮食应以滋补为主，多食滋润食品，如新鲜蔬菜和水果；忌食辛辣及刺激性食物，葱姜也应少食，避免出汗过多。进食温度要合适，不要太热。除米面外，可掺杂吃些荞麦、小麦、糯米、大枣之类，以补气阴止汗。

其他实用疗法

● 脐疗方

五倍黄柏糊

【组方】　五倍子、生黄柏各等份。

【制用法】 将上药择净,共研细末,装瓶备用。使用时将肚脐拭净后,取药末适量,用温水少许调成稀糊状,外敷于肚脐孔处,再用伤湿止痛膏固定,每日换药 1 次,连续 7～10 天。

【功用】 养阴止汗。适用于阴虚盗汗。

五倍黄芪糊

【组方】 五倍子、黄芪各等份。

【制用法】 将二药择净,共研细末,装瓶备用。使用时取药末适量,用温水少许调成稀糊状,外敷于肚脐孔处,敷药包扎,胶布固定,每日换药 1 次,连续 7～10 天。

【功用】 补肺益气。适用于气虚自汗。

杏梅金樱糊

【组方】 银杏、乌梅、金樱子各等份。

【制用法】 将上药择净,共研细末,装瓶备用。使用时取药末适量,用温水少许调成稀糊状,外敷于肚脐孔处,敷药包扎,胶布固定,每日换药 1 次,连续 7～10 天。

【功用】 补肾益气。适用于气虚自汗,动则尤甚。

五倍郁金糊

【组方】 五倍子、郁金、蜂蜜各适量。

【制用法】 将上药择净,研为细末,加入蜂蜜,调为膏状备用,使用时取适量贴于肚脐及涌泉穴上,纱布覆盖,胶布固定,每日换药 1 次,7～10 天为 1 个疗程。

【功用】 收敛止汗。适用于盗汗。

龙倍散

【组方】 五倍子、龙骨各等量。

【制用法】 将上药择净,共研细末,装瓶备用。使用时取药末适量,外敷于肚脐孔处,再用贴膏固定,2 日换药 1 次。

【功用】 收敛止汗。适用于自汗、盗汗。

● 药物外治

五倍子粉、煅牡蛎、丁香各适量,加温水或醋调成糊状,敷于脐部神阙穴，或足底涌泉穴，用胶布固定，晚敷晨取。用于盗汗。

煅龙骨、煅牡蛎粉各适量，每晚睡前外扑肌肤。用于自汗、盗汗。

药浴疗法：取五倍子、乌药、艾叶，水煎浴足。用于自汗、盗汗。

● 推拿疗法

清补肺经、补脾经、揉肾顶、揉太阳、揉太阴、开天门、推坎宫、掐揉耳后高骨、揉肺俞、揉足三里。用于肺卫不固证。

心肝同清、清天河水、揉二人上马、揉太阳、揉太阴、清补肺经、补脾经、揉肾顶、补肾经、水底捞月、揉太溪、横擦八髎。用于气阴亏虚证。

平时养护要点

预防

多让孩子进行适当的户外活动和体育锻炼，增强其体质。注意孩子的病后调理，避免直接吹风。做好预防接种工作，积极治疗孩子的各种急、慢性疾病。

调护

注意孩子的个人卫生，勤换衣被，保持皮肤清洁和干燥，拭汗用柔软干毛巾或纱布擦干，勿用湿冷毛巾，以免受凉。汗出过多致津伤气耗的孩子，应补充水分及容易消化而营养丰富的食物。勿食辛辣、煎炒、炙煿、肥腻之品。室内温度、湿度要调节适宜。要慎用或忌用辛散的药物，以防开泄腠理，汗出不已。

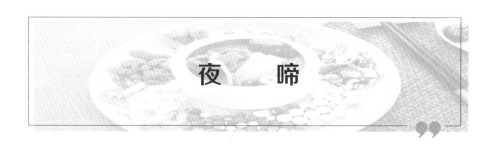

夜 啼

婴儿啼哭是一种本能反应,因为婴儿尚没有语言表达能力,"哭"就是表达要求或痛苦的一种方式。当孩子饥饿、口渴、衣着过冷或过热、尿布潮湿、臀部或腋下皮肤糜烂、湿疹作痒,或虫咬等原因,或养成爱抱的习惯时,均可引起哭闹。这种哭闹是孩子正常的本能反应,家长应仔细寻找孩子哭闹的原因,不要孩子一哭就喂奶,结果喂奶过多,婴儿腹胀不适,则睡眠不安,更加引起啼哭。

白天能安静入睡,入夜则啼哭不安,时哭时止,或每夜定时啼哭,甚则通宵达旦,中医把这种症状称为"夜啼"。中医认为,婴儿夜啼多因脾寒气滞,作痛而啼;心经积热,热烦而啼;惊恐伤神,神不安而啼。夜啼是以寒、热、惊为常见原因,食疗应以温中散寒、清热宁心、养心安神施治。新生儿每天需要睡眠约20小时,到1周岁仍需要14～15小时睡眠。足够的睡眠是小儿健康成长的重要保证。若是夜间啼哭不止,睡眠不足,生长发育就会受到影响。

本节所指的夜啼,是以婴幼儿夜间啼哭为主诉,而日间一切正常,体格检查也无异常发现的情况。有些疾病,如佝偻病、蛲虫病、外科疾病等也可引起婴儿啼哭,均不在本节讨论范围。

夜啼的分类

孩子在晚上睡眠时,出现间歇哭闹或抽泣,这就是夜啼。孩子一般不会无缘无故地哭,如果他哭个不停,一定是不舒服。经常出现夜啼不仅会使孩子睡眠不足影响其生长发育,也十分影响父母的休息。所以,孩子夜啼并不是小事，需要引起足够重视。

引起夜啼的原因有先天因素与后天因素。先天因素我们认为是妈妈在孕育宝宝的时候，因为自身的身体健康问题或者饮食习惯，导致宝宝体质欠佳。后天因素是指宝宝在出生以后因为腹部受寒、体内积热或者突然受到惊吓等原因，引起脾寒、心热、惊恐，从而造成夜啼。而根据后天因素中这三种原因的不同，我们可将夜啼分为脾寒气滞型、心经积热型以及惊恐伤肾型三种。

脾寒气滞型的夜啼，孩子的啼哭声往往比较低而弱，并且时哭时止。这种情况多见于孩子受寒着凉后，脾阳受损，寒凝气滞。细心的家长们会发现，孩子睡觉的时候喜欢蜷曲着身子，手脚不温甚至会发凉，喜欢大人用手帮他揉揉肚子。如果孩子还在哺乳期，则会发生吮吸母乳的时候比较无力的情况。这样的孩子经常胃口不好，而且大便不成形，小便颜色清，面色青白。孩子的指纹呈淡红色。

心经积热型的夜啼，孩子的啼哭声往往比较响亮。这种情况通常是因为孩子先天体质偏于热象或后天体内积热、心神被扰所致。与脾寒气滞表现出的寒证相反，心经积热的孩子往往表现出一系列的热证情况。比如孩子面色和嘴唇会发红，特别是在哭的时候，孩子全身都是热的，平时还会经常烦躁不安。这样的孩子经常大便干结，小便短黄，舌尖也会发红。孩子的指纹大多呈现紫色。

惊恐伤神型的夜啼，孩子往往是突然啼哭没有任何预兆，就好像看到什么奇怪的东西似的，而且哭声尖锐，时高时低，时急时缓，神情不安。当遇到这种夜啼时，孩子的面色还会时青时白，要紧紧抱在母亲的怀中才能慢慢安静下来。造成这种情况的原因，是孩子的心神还未发育完善，在突然遇到惊吓以后，往往会有"心理阴影"，因此，孩子只要在睡梦中遇到一点点刺激，就会反应非常强烈，从而大哭不止。这一类型的孩子指纹是紫色的。

饮食调养原则

在进行小儿夜啼的饮食调养时，重在辨别轻重缓急、寒热虚实。婴儿夜间啼哭而白天能正常入睡，首先考虑由于喂养不当所致。要仔细观察，寻找原因，确认夜啼无直接病因者，才可以按照脾寒、心热、惊恐来辨证治疗。

虚实寒热的鉴别要以哭声的强弱、持续时间、兼证的属性来辨别。脾寒气滞者,治以温脾行气。不但是孩子,还有哺乳期的妈妈,也要避免进食生冷和含纤维较多的食物,如芹菜、韭菜等。食物的烹调方法以炖、煨为主,虚寒体质,手脚怕冷者多吃助阳之物,如当归枸杞炖鸡汤、红萝卜羊肉汤等。冬季可在家自己烹制砂锅炖菜,如砂锅炖鱼、砂锅炖鸡等。如果孩子还有食少便溏、四肢乏力的情况,可在煮粥时加些山药、莲子、桂圆、红枣等。

心经积热者,治以清心导赤。心经有热的孩子通常比较难调,哺乳期的妈妈如果本身脾胃湿热较重,则会将湿热通过母乳带给孩子,因此也需要调理。银耳和莲子就是不错的选择,同熬可以滋补心肺,还有竹叶、薏米、山药、红豆、绿豆等,以及梨、苹果、黄瓜等瓜果类,都可以给孩子或者哺乳期的妈妈服用。但也要记住,千万不能过食生冷,不然孩子的脾胃受不了会造成腹泻。这样的孩子平时还要注意控制肉类的摄入,孩子的脾胃比较虚弱,过食肉类往往会造成食积,积而生热。

惊恐伤神者,治以镇惊安神。调理这样的孩子,可以在平时给孩子的饮食中加入莲肉、酸枣仁、百合等养心安神之品。当然,惊恐伤神的孩子最重要的还是心理治疗。在平时的生活中,家长们一定要注意不要让孩子受到惊吓,很多家长在生活中有意无意带给孩子的一些善意的、小小的"惊喜",却很可能是带给孩子的巨大"惊吓",孩子一旦有了"心理阴影",则需要很长一段过程才能平复他心中的创伤。而当孩子受到惊吓以后,家长们一定要多多给予关心和爱护,让孩子渐渐懂得在你们的陪伴和关爱之下,他不会受到伤害,从而慢慢抚平心中的伤口。

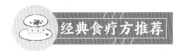

经典食疗方推荐

◄ 1. 脾寒气滞证 ►

▶ 砂仁茯苓粥 ◄

材　料　砂仁 3 粒,茯苓 6 克,粳米 150 克。

制用法　砂仁、茯苓打碎后研成粉末,置于砂锅中。然后加入粳米并放入适量清水,大火煮开后,用小火熬成稀粥,可定时喂食。

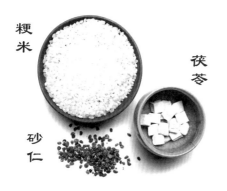

粳米　茯苓　砂仁

按　语　砂仁味辛、性温，在中国的应用已经有上千年的历史了，它在东方是菜肴调味品，特别是咖喱的佐料，在斯堪的纳维亚半岛则常用于面食品调味。在古代就有很多书籍对砂仁的药用功效有所记载，其中在《本草纲目》里就有着砂仁可以"健脾和胃，消食化滞"的记载，可见它是一味非常好用的食疗药材。而茯苓作为家中煲粥常用的一味药，不但有渗湿利水、益脾和胃的功效，更能够宁心安神。加上健脾养胃的粳米，标本兼顾，不但可以通过其宁心安神的功效改善孩子的睡眠，更是温脾行气，从根本上增强孩子的脾胃功能，因此非常适合脾寒气滞型的小儿夜啼。

▶ 丁香肉蔻奶 ◀

材　料　丁香 1.5 克，肉豆蔻 3 克，牛奶 150 毫升，白糖少许。

制用法　将丁香、肉豆蔻洗净后放入砂锅中，加入适量水煎煮约 20 分钟后，过滤取汁。在药汁中兑入熟牛奶，以糖调味，即可喂食。

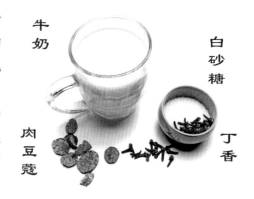

牛奶　白砂糖　肉豆蔻　丁香

按　语　牛奶作为最古老的天然饮料之一，其性温，具有补肺养胃、镇静安神的功效，因此本身就可以改善人体的睡眠质量。丁香和肉豆蔻是著名的香料和药用植物，前者具有"补肝、润命门，暖胃、去中寒，泻肺、散风湿"的功效，后者可以"暖脾胃，固大肠"。两者一同加入牛奶中，不但增强了健脾和胃、行气温中的功效，而且使得牛奶更加奶香浓郁，加入少许白糖后香甜可口，易被孩子接受与喜爱。本品可以常食并且效果显著，适用于小儿夜啼伴随腹部发凉、手足欠温等症。

◆■ 2. 心经积热证 ■◆

▶ 竹叶灯心茶 ◀

　材　料　鲜竹叶 30 克,灯心草 5 克。

　制用法　将上述材料置于砂锅内,放入适量清水,用大火煮开后,再用小火熬煮约 15 分钟。出锅后可放入茶壶中,代茶频饮。

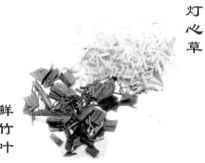

灯心草

鲜竹叶

　按　语　竹叶功效重在清心凉肺,正如《药品化义》所说:"竹叶清香透心,微苦凉热,气味俱清。《经》曰:治温以清,专清心气……又取气清入肺。是以清气分之热,非竹叶不能。"至于临床应用,《本草正》记述较为具体:"退虚热烦躁不眠,止烦渴,生津液,利小水,解喉痹,并小儿风热惊痫。"用鲜品则清心除烦之力更强。配合清心降火的灯心草,起协同作用,共奏清心除烦、宁心安神的功效。其"轻可去实"之法则对于心经积热型的小儿夜啼尤具特殊意义。

▶ 三豆汤 ◀

　材　料　绿豆、黑豆、赤豆各 10 克。

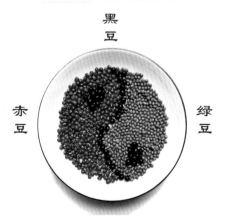

黑豆

赤豆

绿豆

　制用法　将三种豆置于砂锅中,加入适量清水,用大火煮沸后,调成小火煮烂。每日食用 1～2 次,每次 1 碗。

　按　语　三豆汤中,绿豆的主要功效是清热解暑,赤豆的主要功效是清热利湿。对于孩子来说,食用这两种豆子熬的汤不但可以清热,还可以在夏天用来防治痱子。但是,红豆和绿豆都属于凉性的，而小孩子的脾胃功能比较弱，如果长期食用反而会对脾胃功能带来不利的影响。所以，再加入一些健脾补肾的黑豆，就能对红豆和绿豆的"凉性"有一定的缓冲作用。本品适用于体内热盛的孩子，对心经积热型的夜啼有一定疗效，特别是一到夏天就特别容易出痱子的孩子更是有非常好的效果。但要注意的是，脾胃功能特别差、易腹泻的孩子不要经常喝三豆汤。

3. 惊恐伤神证

▶ 冰糖百合龙齿饮 ◀

材　料　鲜百合 20 克，龙齿 10 克，冰糖适量。

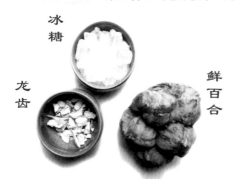

冰糖

龙齿

鲜百合

制用法　将百合洗净后，与龙齿、冰糖一起置于砂锅中，加入适量清水后用小火熬煮，直到百合熟为止。出锅后滤取药汁放入茶壶中，代茶频饮。

按　语　龙齿在古代被认为是龙的牙齿，其实是古代哺乳动物如象类、犀类、三趾马等的牙齿化石，具有镇惊安神、清热除烦的功效，可以治疗惊痫癫狂、心悸怔忡、失眠多梦、身热心烦等问题，《药性论》谓其"镇心，安魂魄，主小儿大热"。配合养心安神、润肺止咳的百合，对改善孩子的睡眠非常有效。加入冰糖调味后，不但使得药汁更加香甜可口，更是融入了其补中益气、清热降浊的功效。全方在镇惊安神的过程中还注意补益正气，用于治疗惊恐伤神型夜啼，并可对孩子的心肺功能有一定的改善，增强孩子的体质。

▶ 枣仁茯神粥 ◀

材　料　酸枣仁 7 个，茯神 15 克，粳米 150 克。

制用法　将酸枣仁连核砸碎后，与茯神、粳米一同置于砂锅中，加入适量清水。用大火煮沸后,再用小火煎煮直至米熟粥成。出锅后可加入少许冰糖调味。可作为点心连续服用,于睡前服用安神效果更佳。

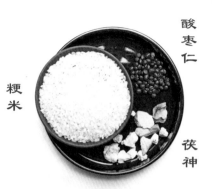

酸枣仁

粳米

茯神

按　语 茯神为中药茯苓的菌核,《本草经疏》曰:"茯神抱木心而生,以此别于茯苓。"与茯苓相比,其宁心安神的作用更为显著,在《名医别录》中有"茯苓入脾肾之用多,茯神入心之用多"的说法。而加入了治疗失眠的经典药物酸枣仁之后,两者相须为用,共奏宁心安神之效,酸枣仁的养肝作用还有一定的平惊功效。枣仁茯神粥中所用之药物均为平性,因此药性平和,可以让孩子经常服用,适合治疗惊恐伤肾型夜啼,帮助孩子整晚安睡。

专家建议

夜啼患儿的饮食当以乳类、粥类为主。若系母乳喂养,则乳母应注意饮食,少吃辛辣厚味及不易消化的食物,慎饮生冷,以免婴儿受累。

脾寒夜啼者常见食欲不振、泛吐清水,故饮食宜予清淡少油、温暖脾胃之物,可进稀粥、烂面、蛋羹等食物。

心热者多见尿赤便秘,可加用少量果汁及清凉食品,如赤小豆、竹叶,以保持二便通畅。

其他实用疗法

● **脐疗方**

丁桂吴萸糊

【组方】 丁香、肉桂、吴茱萸各等量。

【制用法】 将上药择净,研细,用清水适量调匀,外敷脐孔,包扎固定,每日换药 1 次，每日用热水袋热熨 30 分钟，连续 5 天。

【功用】 温中健脾，镇静安神。适用于小儿脾寒气滞证夜啼，喜欢伏卧，屈腰而啼，下半夜尤甚，啼声低微，四肢欠温，小便多等。

艾叶干姜熨

【组方】 艾叶、干姜各等量。

【制用法】 将上药择净，炒热，布包，外熨脐腹部，从上至下，反复多次，每次 30 分钟，每日 2 次，连续 5 天。

【功用】 温中健脾，镇静安神。适用于小儿夜啼脾寒气滞证，温阳作用较强。

蝉栀朱砂糊

【组方】 蝉蜕、栀子、朱砂各等量。

【制用法】 将上药择净，研细，用清水适量调匀，外敷脐孔，包扎固定，每日换药 1 次，连续 5 天。

【功用】 清热除烦，镇静安神。适用于小儿夜啼心经积热证，喜欢仰卧，见灯火或上半夜啼哭尤甚，啼声响亮，烦躁不安，小便短赤，大便秘结等。

解热安神膏

【组方】 羌活、防风、天麻、薄荷、黄连、甘草、全蝎、僵蚕、胆南星各 10 克，水牛角 15 克，黄丹适量。

【制用法】 将上药(黄丹除外)择净，用香麻油熬枯，收膏即成。每次适量，摊于纱布上，外敷肚脐，包扎固定，每日换药 1 次。

【功用】 镇心解热，息风镇静，退惊安神。适用于小儿夜啼心经积热证，并伴随惊恐的症状。

朱珍五味糊

【组方】 朱砂、珍珠粉、五味子各等量。

【制用法】 将上药择净，研细，用清水适量调匀，外敷脐孔，包扎固定，每日换药 1 次，连续 5 天。

【功用】 平肝祛惊，镇静安神。适用于小儿夜啼惊恐伤神证，睡时作惊而夜哭，哭声尖锐，时高时低，时急时缓，紧偎母怀，唇与面色乍青乍白等。

● 药物外治

艾叶、干姜粉适量，炒热，用纱布包裹，熨小腹部，从上到下，反复多次。用于小儿夜啼脾寒气滞证。

丁桂儿脐贴：每贴 1.6 克，贴于脐部，每次 1 贴，24 小时换药 1 次。用于小儿夜啼脾寒气滞证。

● 针灸疗法

针刺：取穴中冲，不留针，浅刺出血。用于小儿夜啼心经积热证。

艾灸：将艾条点燃后放在神阙周围温灸，不触到皮肤，以皮肤潮红为度。1 日 1 次，连灸 7 日。用于小儿夜啼脾寒气滞证。

● 推拿治疗

分阴阳，运八卦，平肝木，揉百会、安眠。脾寒者加补脾土，揉足三里、关元；心热者加泻小肠，清天河水，揉内关、神门；惊恐者加捣小天心，揉涌泉。

按摩百会、四神聪、脑门、风池（双），由轻到重，交替进行。患儿惊哭停止后，继续按摩 2～3 分钟。用于小儿夜啼惊恐伤神证。

平时养护要点

预防

注意让孩子防寒保暖，但勿衣被过暖。孕妇及乳母不可过食寒凉及辛辣热性食物。孩子勿受惊吓。不要将孩子抱在怀中睡眠，不通宵开启灯具，养成良好的睡眠习惯。

调护

注意保持周围环境安静，检查孩子的衣服被褥有无异物，以免刺伤皮肤。婴儿啼哭不止，要注意寻找原因，若能除外饥饿、过饱、闷热、寒冷、虫咬、尿布浸渍、衣被刺激等，且药物难以止啼，则要进一步仔细检查，应尽早明确疾病诊断。

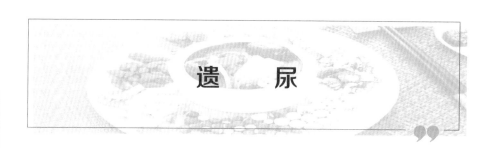

遗　尿

　　遗尿俗称"尿床"，是指3周岁以上小儿睡中小便频繁自遗，醒后方知的一种病。3岁以下的婴幼儿由于智力发育不健全，自觉排尿习惯尚未养成；学龄儿童也常因白天贪玩疲劳过度、睡前多饮等原因，偶尔发生尿床。以上均不属病态。

　　但是如果3岁以上的孩子经常不自主地在熟睡时尿床，每周超过一定次数，则为病态，称为"遗尿"。遗尿若长期不愈，孩子容易因遭受精神上的打击而产生自卑感，因而对孩子的智力、体格发育都会产生影响。遗尿的发生男孩多于女孩，部分有明显的家族史。病程较长，常反复发作。现代对于本病的辨证论治及多种疗法有多方面的研究进展。

遗尿的分类

　　祖国医学认为，小便的正常排泄虽然主要与膀胱的气化功能有关。若膀胱的气化功能正常，则小便亦正常；若膀胱的开阖（气化）功能失常，不能约束，则发生遗尿。但造成膀胱不能约束的原因是多方面的，与肺、脾、肾等脏均有关系。主要可分为"下元虚寒，肾气不足""肺脾气虚，膀胱失约"和"肝经湿热，火热内迫"三个方面。

　　下元虚冷型遗尿的孩子，以夜间遗尿、尿量多且次数频繁为特点。这样的孩子在平时就小便清长，脸色发白而没有光泽，神疲乏力，而且经常会怕冷，手脚冰凉，伴随腰膝酸软。患此种类型遗尿的孩子体质大多都比较弱，而且病程比较长，需要经过家长和医生长时间悉心照顾，才可以痊愈。

　　肺脾气虚型遗尿的孩子，同样是夜间遗尿，但是白天同样会有尿频、尿多的症状,并且小便清长,大便溏薄。这样的孩子往往脸色发白或者萎黄,神疲乏力,食欲不振。孩子平时就有自汗、一活动汗就特别多的情况,而且经常感冒。

肝经湿热型遗尿的孩子是在梦中遗尿的,而且小便量少而颜色黄,大便干结。平时孩子的性情非常急躁,晚上睡觉非常不安稳,而且会有磨牙的情况,双眼发红。

饮食调养原则

引起小儿遗尿的原因是多方面的,如环境、精神及疾病因素等。但饮食失调所导致的小儿遗尿还没有引起家长的足够重视。研究表明,现代儿童遗尿大部分与饮食有关,饮食中牛奶、人工饮料、巧克力和柑橘类水果食入过量,是造成儿童尿床的重要原因。这类食品摄入过量时,在小儿体内会产生一种类似过敏的反应,通过多种复杂的机制诱发遗尿。这些儿童只要减少或停食上述食品,遗尿现象可大大减轻甚至消失。

遗尿小儿平时宜常进食具有补肾缩尿作用的食物,如羊肉、牛肉、虾、猪脊骨、茼蒿菜等;还宜常进食健脾补肾的食物,如山药、芡实、莲子、薏苡仁、金樱子等,亦可变换食用,持之以恒,对减轻或预防遗尿有一定益处。

每天下午4点后让孩子少饮水,晚饭最好少吃流质,宜偏咸、偏干些,临睡前不要过多饮水,也不宜吃西瓜、橘子、生梨等水果及牛奶,以减少夜里膀胱的储尿量。饮食不宜过咸或过甜,忌食生冷,晚餐少进食汤、粥、饮料。

此外,要建立孩子规律的生活起居和饮食习惯,避免过度疲劳及精神紧张,最好能坚持睡午觉,以免夜间睡得太熟,不易被唤醒。帮孩子养成按时睡觉的习惯,睡前不可逗孩子,不可进行剧烈活动,也不可看惊险的影视片,以免使孩子过度兴奋。帮孩子养成每天睡前排干净尿的习惯,使膀胱里的尿液排空,避免夜间遗尿。尽可能在临睡之前给孩子洗个热水澡,使其能舒适入睡,减少尿床的产生。睡觉的被褥要干净、暖和,尿湿之后及时更换,不要让孩子睡在潮湿的被褥里,被褥潮湿会使孩子更易尿床。遗尿会使孩子害羞、焦虑、恐惧及畏缩,家长不可不顾及他们的自尊心,采用打骂、威胁等惩罚手段。否则,只会使孩子感到更加委屈和忧郁,加重心理负担,遗尿症状不会减轻反会加重。遗尿症患儿只能在安慰、鼓励情况下进行治疗,这一点甚为重要,是治疗成功的先决条件。孩子的遗尿现象一旦好转,千万不可中断训练。否则，已经建立起来的条件反射就会消失，以致前功尽弃。这一点也提示，遗尿症的整个治疗过程中，巩固治疗具有重要价值。

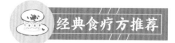 经典食疗方推荐

◾◽ 1. 下元虚寒证 ◽◾

▶ 芡实粥 ◀

材　料　芡实 50 克，核桃肉（打碎）15 克，红枣 10 枚，红糖适量。

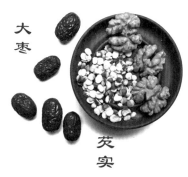

核桃肉

大枣

芡实

制用法　先将芡实碾成细粉，置于锅中，加入适量清水调成糊状，用小火边煮边搅拌。2 分钟后加入核桃肉、红枣，煮至汤糊粥成，加入红糖搅溶，即可出锅。每日 1 剂，分 2 次服完，15 天为 1 疗程。

按　语　芡实为收涩之品，李时珍谓其能"止渴益肾，治小便不禁，遗精白浊带下"，有药食同功之效；核桃肉为"补气养血，润燥化痰，益命门，利三焦"之品，是常用的温肾助阳食品；红枣为"脾之果，脾病宜食之"。本方以此三味配合，可入心、脾、肾三脏，既能补先天之肾，又能补后天之脾，有益气温阳、养血安神、固精缩尿之功。因方中三味均为可药可食、安全无毒之品，故凡遗尿症孩子均可食用，不必选择季节。不过，要想奏效应坚持长期使用。一般来说，久服本方有益无害，还可以增强孩子的体质。

◾◽ 2. 肺脾气虚证 ◽◾

▶ 白果腐皮粥 ◀

材　料　白果 10 颗左右，豆腐皮 70 克，粳米适量。

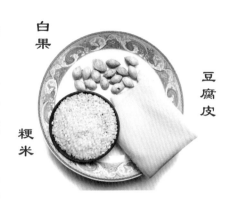

白果

豆腐皮

粳米

制用法 白果去壳及果蕊,将3味洗净后置于砂锅中,加入适量清水,用小火煎煮,待米熟烂粥成即可食用。注意煮时锅盖勿盖紧,使白果毒素易挥发散失。每日1剂,分早晚2次服用。

按　语 白果也叫银杏果,味甘、性温、有小毒,其营养丰富,而且具有益肺气、治咳喘、止带虫、缩小便等功效,有良好的医用效果和食疗作用。经常食用白果,可以滋阴养颜抗衰老,扩张微血管,促进血液循环,使人肌肤、面部红润,精神焕发,延年益寿,是老幼皆宜的保健食品和款待国宾上客的特制佳肴。而豆腐皮是汉族传统豆制品,中医理论认为,豆腐皮性平味甘,有清热润肺、止咳消痰、养胃、解毒、止汗等功效,是一种妇、幼、老、弱皆宜的食用佳品。配以补脾胃、养五脏、壮气力的粳米,使得全方同补肺脾,补中益气。本方所有材料皆为家常食品,故可放心使用。因白果有小毒,在煎煮时要注意不要将锅盖盖紧,并且一次不要多食。本方适用于肺脾气虚型的小儿遗尿症。

▶ **猪脬黄芪汤** ◀

材　料 新鲜猪脬1个,黄芪10克。

制用法 先将猪脬洗净,装入黄芪10克,适量食盐,用棉线扎紧膀胱口后装盘置于锅中。在锅中加入少量清水,用小火蒸烂,弃去黄芪,出锅后趁热让孩子吃肉喝汤。若未愈,1周后可再服1剂,3剂为1疗程。

按　语 猪脬即为猪膀胱,又称小肚,是一种半透明状薄膜胶质,有较强的韧性,呈圆球状。在肉食制品中叫灌肠,是受到大众欢迎的食品。猪脬为血肉有情之品,因此可以"以腑补腑",其味甘、咸,性平,有补肾缩尿之功。而黄芪是百姓经常食用的纯天然品,民间流传着"常喝黄芪汤,防病保健康"的顺口溜。黄芪以补虚为主,常用于体衰日久、言语低弱、脉细无力者。它能补脾肺之气,治气虚下陷,并能促进正常的水液代谢。因此二药合用,标本兼治,标则缩尿止遗,本则补益肺脾,适用于小儿脾肺气虚之遗尿。

3. 肝经湿热证

▶ 茼蒿胡子鲶汤 ◀

材料　茼蒿 250 克,胡子鲶(塘虱鱼)1 条。

制用法　胡子鲶去内脏后洗净,与茼蒿菜一起置于锅中,加入清水适量,煮汤,待肉熟加入油、盐调味即可出锅。吃肉喝汤,1 日 1 剂,分次服完。

按语　塘虱鱼,学名胡子鲶,属于热带、亚热带鱼类,既是营养丰富的消费品,又是具药用价值的滋补品,其肉嫩味美,可煎汤或煮粥食。中医认为,胡子鲶味甘性温,有补中益阳、利小便、疗水肿等功效,因此可利水祛湿。而茼蒿具有破血疏肝、解疗散毒的功效,可以清泻肝经湿热,《滇南本草》称其可以"行肝气,治偏坠气疼,利小便"。因此。茼蒿与胡子鲶一同使用,不但可以治疗肝经湿热引起的小儿遗尿,还可以补益脾胃,适用于体质较差的孩子所患之肝经湿热型遗尿。

▶ 赤豆薏米粥 ◀

材料　赤小豆 20 克,生薏米 20 克。

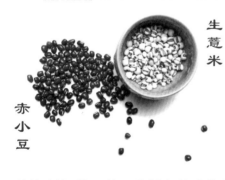

生薏米

赤小豆

制用法　以上二味洗净后置于砂锅中,加入适量清水,煎煮至薏米熟烂即可出锅。可加入少许白糖调味。1 日 1 剂,分早晚 2 次服食。

按语　赤小豆富含淀粉,因此又被人们称为"饭豆",它性平,味甘、酸,具有补津液、利小便、消胀、除肿的功效,并且是一种缓和的清热解毒药及利尿药,被李时珍称为"心之果",是人们生活中不可缺少的高营养、多功能的杂粮。而薏米的营养价值很高,被誉为"世界禾本科植物之王",其性凉,味甘、淡,入脾、肺、肾经,具有利水、健脾、除痹、清热排脓的功效,它增强肾功能,并有清热利尿作用。此二药合用,虽然没有直接缩尿止遗的效果,却可通过清热利尿的功效来清泻湿热,使孩子在睡觉前就将膀胱排空,不会有遗尿的后顾之忧。本方适用于小儿肝经湿热型遗尿。

专家建议

　　小儿遗尿部分与生活习惯有关,需要家长悉心照顾,培养良好的习惯:①睡前排空小便,盖被不宜过厚;②加强身体锻炼,增强体质,积极训练控制小便,夜间适时叫醒,形成条件反射;③晚饭前洗澡,饭后散步,可使夜尿逐步减少。

　　遗尿小儿在治疗期间及治疗后的一段时间内,晚餐应吃干食,晚餐后尽量少饮水。平时可吃些黑豆、白果、枣子、芡实、莲子、山药、猪肾、猪肝、猪骨髓等食品。

其他实用疗法

● 脐疗方

二姜膏

【组方】　生姜 30 克,炮姜、附子各 6 克,补骨脂 12 克。

【制用法】　将诸药择净,共捣烂如泥状外敷于脐孔处,胶布固定,5 天换药 1 次,连续用药 2～3 次即可。

【功用】　温肾止遗。适用于小儿下元虚寒型遗尿。

补肾固摄散

【组方】　沙苑子 100 克,骨碎补、覆盆子、五倍子各 50 克。

【制用法】　将诸药择净,共研细末,装瓶备用。使用时每次取药末 5 克,用白酒适量调为稀糊状,压为薄饼,敷贴于患儿双足心涌泉穴及肚脐孔处,敷料包扎,胶布固定,每日换药 1 次,5 次为 1 个疗程,连续 2～3 个疗程。

【功用】　补肾益气,固涩止遗。适用于小儿遗尿、神经性尿频。

黄柏止遗方

【组方】　黄柏适量。

【制用法】　将黄柏择净,研为细末,装瓶备用。使用时每次取药末 5

克,用米醋或清水适量调为稀糊状,压为薄饼,敷贴于患儿肚脐孔处,敷料包扎,胶布固定,每日换药 1 次。另取黄柏 10 克,放入浴盆中,加入温水适量,待温度适宜时浸洗患儿双足,每次 10～15 分钟,每晚 1 次,连续 5～7 天。

【功用】 清热止遗。适用于小儿肝经湿热型遗尿。

五味子贴脐方

【组方】 五味子 25 克,肉桂 5 克,硫黄 15 克。

【制用法】 将上药择净,共研细末,加适量米醋调匀备用。每晚睡前 1 小时,先用 75% 乙醇消毒清洗脐部,然后取调好的药物贴于患儿脐部中央,以纱布覆盖,再用胶布固定,次日晨去掉纱布,3 次 1 个疗程,连续 3 个疗程。

【功用】 补益肺肾。适用于小儿肺脾气虚型遗尿。

丁香二五糊

【组方】 丁香、肉桂、五倍子、五味子、补骨脂各 30 克。

【制用法】 将上药择净,研细备用。每次 5 克,用白酒适量调匀敷脐,包扎固定,每日换药 1 次。

【功用】 补肾益气。适用于小儿下元虚寒型遗尿。

● 敷贴疗法

取丁香 1 份,肉桂 2 份,益智仁 4 份,覆盆子 4 份,共研细末,过 200 目筛后装瓶备用。每次取 3 克药粉,用黄酒调制成药饼,药饼直径为 2 厘米,厚0.5 厘米,敷于脐部,每晚 1 次,次晨除去。

● 针灸疗法

针刺:主穴选神门、委中。温补下元配中极、肾俞、膀胱俞、太溪,针用补法。补中益气配气海、太渊、足三里、三阴交,针用补法。清利湿热配太冲、行间、阳陵泉,针用泻法。

艾灸:取穴关元、中极、三阴交、命门、肾俞、膀胱俞,艾条悬灸,每穴 5 分钟。

耳针:取皮质下、神门、内分泌、肾、肺、脾。

● 推拿疗法

捏脊:从长强穴开始沿督脉两侧由下向上捏到大椎穴处为 1 遍,共捏 10

遍,第5遍开始用"捏三提一"法,重点提捏膀胱俞、肾俞处。捏完后用拇指沿督脉的命门至大椎和两侧膀胱经从膀胱俞至肝俞各直推 100 次,然后在命门、膀胱俞、肾俞处各揉按约 1 分钟。1 日 1 次。

⊶ 平时养护要点

预防

不要让孩子白天玩耍过度、睡前饮水过多。每晚按时唤醒孩子进行排尿,逐渐养成自控的排尿习惯。每天晨起后排尿,告诉孩子不宜憋尿,在学校内也要多次排尿,避免发生尿急及憋尿。

调护

夜间尿湿后要及时为孩子更换裤褥,保持衣物干燥及外阴部清洁。白天可饮水,晚餐不进稀饭、汤水,晚餐后不再喝水、饮料、牛奶、汤药等,临睡前嘱咐孩子将小便排净。夜间定时唤醒孩子排尿时,要确保孩子完全清醒。对孩子不体罚,不责骂,消除紧张心理,积极配合治疗。

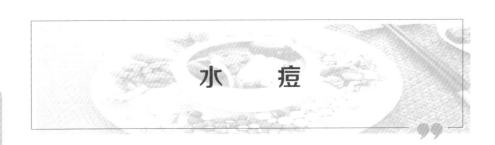

水痘俗称"水花""水疱"，是由水痘时邪（水痘-带状疱疹病毒）引起的一种急性出疹性传染病，临床以发热、皮肤黏膜分批出现皮疹，红斑、丘疹、疱疹、结痂同时存在为主要特征。因其疱疹内含水液，形态椭圆，状如豆粒，故称为水痘，出疹多者常很快遍布前胸后背，甚至遍及四肢。

本病一年四季均可发生，以冬春两季发病最多。任何年龄皆可发病，以6～9岁的孩子为多见。本病传染性强，自发疹前24小时至皮疹完全结痂为止，均具有传染性，人群普遍易感，在幼托机构较易发生流行。患病后大多可获得持久免疫，二次感染水痘者极少。

水痘的分类

小儿水痘发生的原因为感受水痘时邪。在气候变化、水痘流行期间，小儿机体抵抗力下降时，外邪便乘虚侵入发为水痘。水痘的主要病变部位在肺脾两经，病机关键为水痘时邪蕴郁肺脾，湿热蕴蒸，透于肌表。本病按卫气营血辨证，根据全身以及局部症状区别病情之轻重。

邪伤肺卫证见于水痘的轻证，孩子会出现全身发热怕冷或不发热、鼻塞流涕、咳嗽、打喷嚏的症状，接着会在12天后出现皮疹，刚开始是斑疹，之后丘疹、疱疹、皮疹分布稀疏，疹色红润，疱浆清亮，此起彼伏，并伴有痒感。

邪炽气营证为水痘的重证，孩子会出现高热不退、烦躁不安、口渴想喝水、脸红、眼睛红的情况。此时的孩子身上皮疹分布稠密，疹色暗紫，疱浆浑浊，甚至可以出现出血性皮疹和紫癜。孩子还会出现大便干结、小便短黄的症状，容易出现变证。

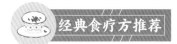

饮食调养原则

中医认为,水痘的方式主要是外感时邪病毒,内有湿热蕴郁,留于脾肺两经,邪从气泄,发于肌表所致。正因如此,凡水痘患儿宜吃清淡多汁水的新鲜瓜果蔬菜,宜吃具有疏风、清热、解毒作用的食品,忌吃辛辣刺激性食品,忌吃油腻、黏糯、香燥之类助热上火、难以消化的食品。

经典食疗方推荐

▶◀ 1. 邪伤肺卫证 ▶◀

▶ 三豆饮 ◀

材　料　黑豆150克,绿豆150克,红豆150克,甘草60克。

制用法　将绿豆、黑豆和红豆洗净后,至于砂锅中,加入清水适量,用大火烧开。开锅之后再加入甘草,然后改用小火继续煮成粥,出锅前加入少许白糖调味即可。每日2次,早晚服用,可长期食用。

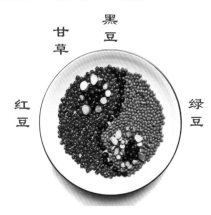

按　语　三豆饮是中国春秋战国时期的著名医学家扁鹊的著名处方,在中国已经流传了几千年。三豆饮具有保养肌肤的功效,扁鹊曾经用它治好了很多痘疮患者。黑豆性味甘、平、无毒,有活血、利水、祛风、清热解毒、滋养健血、补虚乌发的功能,《本草纲目》说:"黑豆入肾功多,故能治水、消胀、下气、制风热而活血解毒。"绿豆性寒、味甘、无毒,入心、胃经,含丰富的蛋白质,以球蛋白为主。绿豆的磷脂成分中,有磷脂酰胆碱、磷脂酰乙醇胺、磷脂酰肌醇、磷脂酰甘油、磷脂酰丝氨酸、磷脂酸等,具有降胆固醇、降血脂、抗过敏、抗病毒、抗菌等作用。赤豆性平、味甘酸,入心、小肠经,含蛋白质、微量元素丰富,还含尼克酸,具有消肿解毒、利水除湿等作用。以上三种豆磨成浆饮用，不仅可以治疗水痘，还能增强机体免疫功能，提高抗病能力。因此，本方适用于小儿邪伤肺卫型水痘。

▶ 鲫鱼竹笋汤 ◀

材　料　活鲫鱼 500 克，竹笋 200 克。

制用法　先将鲫鱼去鳞及去脏，洗净。鲜竹笋洗净切片。将鲫鱼、笋片置于锅中，加入适量清水，用大火将水烧开，撇净浮沫后再改用小火，煮熟加入少许食盐调味即成。每日 1 剂，分次服用。

按　语　竹笋是一种富有营养价值并具有药用功能的美味食品，质嫩味鲜、清脆爽口，含有蛋白质和多种氨基酸、维生素，以及钙、磷、铁等微量元素以及丰富的纤维素。能促进肠道蠕动，既有助于消化，又能预防便秘和结肠癌的发生。而鲫鱼味甘、性平、无毒，李时珍曰："鲫喜偎泥，不喜杂物，故能补胃。冬月肉厚子多，其味尤美。"鲫鱼具有益气健脾、滋润胃阴、利尿消肿、清热解毒之功能，并有降低胆固醇的作用。全方共奏益气、清热之效，适用于水痘初起、小儿麻疹、风疹等。

◆▣ 2. 邪炽气营证 ▣◆

▶ 冬瓜薏米粥 ◀

材　料　冬瓜 150 克，薏米 40 克，粳米 50 克。

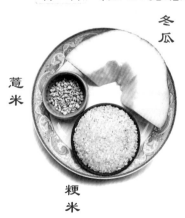

冬瓜

薏米

粳米

制用法　先把冬瓜洗净，去皮、去籽后切成小丁。再将薏米、粳米一起淘洗干净，置于锅中。在锅里加入适量清水，把冬瓜丁放入锅中。用大火将水煮开后，改用小火煎煮，待米熟烂粥成，即可食用。每日 1 剂，早晚服用。

按　语　冬瓜味甘、淡，性凉，含蛋白质、糖类、胡萝卜素、多种维生素、粗纤维和钙、磷、铁，且钾盐含量高，钠盐含量低。清热解毒、利水消痰、除烦止渴、祛湿解暑。用于心胸烦热、小便不利、肺痈咳喘等，具有润肺生津、化痰止渴、利尿消肿、清热祛暑、解毒排脓的功效。薏米性味甘淡微寒，有利水消肿、健脾去湿、舒筋除痹、清热排脓等功效，为常用的利水渗湿药。两者合用，具有清热解毒、祛湿利尿之功，可助机体排出留在气分、营分的湿热之邪，故适用于小儿邪炽气营型水痘。

▶ 板蓝根银花糖浆 ◀

材　料　板蓝根 100 克，金银花 50 克，甘草 15 克。

制用法　将以上诸药洗净后置于砂锅中，加入清水 600 毫升，后大火煮开后改用小火将其煎煮至 500 毫升。最后去渣取液，加冰糖适量，即可服用。每次服 10～20 毫升，每日 3 次。

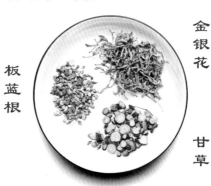

金银花

板蓝根

甘草

按　语　板蓝根银花糖浆是一道非常著名的民间经验方，有清热、凉血、解毒的功效，自古以来就用于水痘及一切病毒感染所引起的发热。方中板蓝根是中药中最著名的药之一，在古代，板蓝根常被认为是治瘟病的药，中医认为它味苦、性寒，归心经、胃经，具有清热解毒、凉血利咽之功效。配以《神农本草经》所载"性寒味甘，具有清热解毒、凉血化瘀之功效，主治外感风热、瘟病初起、疮疡疔毒、红肿热痛、便脓血"的金银花，二药共奏清热、解毒、凉血之效。甘草的加入不但起到了调味的作用，还通过调和诸药增强清热解毒之功。本方适用于邪炽气营型的小儿水痘，对发热症状比较明显的孩子尤为适宜。

专家建议

宝宝应忌冷饮和油炸黏腻之物，不能过用姜、椒、葱等。水痘属热属实，饮食宜清淡，食物宜选用性凉者，如粥类、豆浆、牛奶、藕粉、蔬菜、果汁、绿豆、赤豆、荸荠、胡萝卜、西红柿、豆腐等。

其他实用疗法

● 脐疗方

扶正散

【组方】 黄芪 30 克,防风、白术、苍术各 10 克。

【制用法】 将上药择净,研细备用。每次取药末适量,淀粉少许,温水调匀,外敷肚脐处,包扎固定,每晚 1 次,5 天为一个疗程,停 5 天再进行下一个疗程,连贴 4 个疗程。

【功用】 扶正抗邪。可提高机体抵抗力,在水痘流行期进行预防。

黑栀子糊

【组方】 黑栀子 15 克,柏树叶、桑寄生鲜叶各 30 克。

【制用法】 将上药择净,共捣烂如泥,外敷脐部,包扎固定,每日 1 换,3～5 天为 1 个疗程。

【功用】 清热解毒,凉血止血。适用于小儿水痘重证,吐血、衄血者。

萝卜燕泥糊

【组方】 生萝卜 1 个,燕窝泥 15 克,铅粉 3 克,鸡蛋 1 个。

【制用法】 将上药择净,共捣烂如泥,再加入鸡蛋清,调匀成糊状,敷于脐部,外用胶布固定,每天 1 换,热退停药。

【功用】 清热解毒,镇静退热。适用于小儿水痘重证,高热不退。

绿豆蛋清糊

【组方】 生绿豆 9 克,鸡蛋 1 个。

【制用法】 将绿豆择净,研细,再加入鸡蛋清,调匀成糊状,敷于脐部,外用胶布固定,每天 1 换,热退停药。

【功用】 清热解毒。适用于小儿水痘,疹退热未尽者。

清茶糊

【组方】 清茶适量。

【制用法】 将清茶择净泡开,捣烂如泥,填于患儿脐眼,外用胶布固封,每天 1 换。

【功用】 清热通淋。适用于小儿水痘轻证,小便不通者。

● **药物外治**

苦参 30 克,芒硝 30 克,浮萍 15 克。煎水外洗。1 日 2 次。用于水痘皮疹较密,瘙痒明显者。

青黛 30 克,煅石膏 50 克,滑石 50 克,黄柏 15 克,冰片 10 克,黄连 10 克。共研细末,和匀,拌油适量,调搽患处。1 日 1 次。用于水痘疱浆浑浊或疱疹破溃者。

平时养护要点

预防

本病流行期间,少带孩子去公共场所。妊娠早期孕妇接触水痘患者后,应及时注射水痘-带状疱疹免疫球蛋白;若患水痘,则应终止妊娠。

控制传染源,水痘患儿应隔离至疱疹结痂为止,已接触水痘患者的孩子应检疫 3 周,并立即给予水痘减毒活疫苗肌内注射;已被水痘患儿污染的被服及用具,应进行消毒。对使用大剂量肾上腺皮质激素、免疫抑制剂的孩子,以及免疫功能受损、患恶性肿瘤的孩子,在接触水痘患者 72 小时内可肌内注射水痘-带状疱疹免疫球蛋白,以预防本病。

调护

保持孩子室内空气新鲜及皮肤清洁。正在使用肾上腺皮质激素的孩子若患水痘,应立即减量或停用。对伴发热的孩子,应避免使用水杨酸制剂,以免发生瑞氏综合征。对患重症水痘的孩子,应密切观察病情变化,及早发现变证。

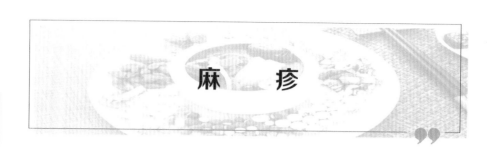

麻　疹

　　麻疹是感受麻疹时邪（麻疹病毒）引起的急性出疹性传染病，临床以发热、咳嗽、鼻塞、流涕、泪水汪汪，口腔两颊近臼齿处可见麻疹黏膜斑、周身皮肤按序泛发麻粒和大小不一的红色斑丘疹，疹退时皮肤有糠状脱屑和色素沉着斑为特征。

　　本病各地称谓不同，川广地区称为"麻子"、北方称为"疹子"、浙江称为"瘄子"、江苏称为"痧子"。麻疹是古代儿科四大要证之一，严重危害小儿身体健康。我国自 20 世纪 60 年代普遍使用麻疹减毒活疫苗进行预防接种之后，该病的发病率显著下降，大流行的情况得到有效控制。但近年来，麻疹发病率又有增高趋势，因此，仍应加强麻疹预防工作。

　　本病传染性强，易于引起流行，为儿科常见传染病。发病前 1～2 周常有与麻疹患者的接触史。四季均可发病，但好发于冬春季节。发病群体从过去的 6 个月至 5 岁小儿多见，向现在大多是 8 个月以内婴儿和 7 岁以上学龄儿童甚至成人转变。小儿一经感染，多数在 10 天左右发病，通常分为初热期、见形期、收没期三个阶段。初热期颇似感冒，大约为时 3 天，症见发热、微恶寒、鼻塞、流涕、咳嗽、打喷嚏、眼睑红赤、畏光流泪、口唇较红、口腔可见到麻疹黏膜斑。出疹期也为时 3 天，症见壮热、烦渴、咳嗽，疹点先从耳后、发迹及颈部出现，渐及额部、颜面、胸腹及四肢，最后手心、足心都见疹点，即为出透。消退期也为 3 天，在此期间，按出疹顺序逐渐依次隐退，热亦渐降，胃纳转佳，精神渐复。大约 4～5 天后。皮肤上有糠状脱屑，留下棕色的瘢痕，经 10 天后才完全消失。

　　麻疹若能及时治疗，合理调护，疹点按期有序布发，则预后良好。若麻疹出现变证,可产生逆险证候甚至危及生命。本病患病后一般可获得终生免疫。

麻疹的分类

麻疹有顺证、逆证之分。顺证即出疹顺利,收没如期,以邪犯肺卫为先,继而热炽肺卫,后期邪退津伤,无合并症。顺证占本病的大多数,预后良好。逆证是指出疹不顺利,或暴出暴收,或时隐时现,或出而无序,并易出现合并症。在这里,我们主要叙述的是麻疹的顺证,并根据其初热期、见形期、收没期这三个阶段,对本病进行辨证论治。

初热期,又称为邪犯肺卫期,是麻疹的初期。孩子从开始发热到出疹,大约经过 3 天的时间,又称为疹前期。孩子在此过程起病比较急,常常以发热、咳嗽、鼻塞流涕、泪水汪汪、双眼畏光等为临床特征。麻疹起病 2～3 天时,可以看到孩子的口腔内两颊近臼齿处出现麻疹黏膜斑,这是麻疹早期诊断的依据。孩子往往还会出现精神不振、食欲减少的情况,指纹呈现淡紫色。如果孩子过去接种过麻疹减毒活疫苗,那么即使发病,症状也大多不典型,病程也比较短。

见形期,又称为邪入肺卫期。孩子从麻疹的皮疹出现到疹点透齐,大约 3 天,又称为出疹期,病程常经过 3～4 天,以皮疹布发为特征。疹子刚开始见于孩子的耳后和发际处,继而出现在头面部、颈部、胸腹部以及四肢部,最后见于手心、足底以及鼻准部,此即为麻疹透齐。临床上麻疹的透发常常与发热密切相关,热势多呈起伏,称为"潮热",且发热常与微汗并见,皮疹也会随潮热、汗出而透发。孩子往往还会出现双眼发红、口渴、大便秘结、小便短赤的情况,指纹呈现紫色。临床中把麻疹按期透发作为顺证,所以在出疹期不宜轻易退热,并及早发现各种逆证征象。

收没期,又称为阴津耗伤期。此阶段在出疹后 3～4 天,皮疹已经按顺序开始消退,皮肤开始出现糠状脱屑和色素沉着斑。孩子会出现发热减退、食欲增加、咳嗽减轻,以及精神疲倦和大便干结等症状好转的情况,说明邪毒已退,邪退正复。孩子的指纹呈现淡紫色。

饮食调养原则

麻疹患者宜吃清淡、稀软、容易消化的食物,宜吃流质或半流质的多水分的食物。忌吃生冷食品，忌吃酸涩有收敛作用的食物，忌吃辛辣、油腻、煎炸、熏烤的食品。

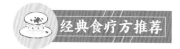

经典食疗方推荐

◀ 1. 邪犯肺卫（初热期） ▶

▶ **雪梨饮** ◀

　材　料　大雪梨 1 个，冰糖 20～30 克。

　制用法　将雪梨洗净，从顶部切开一个小口，挖去果心，填入冰糖，正放小碗中置于锅内隔水蒸烂，去渣留取汁液。每日 1 剂，可分早晚 2 次服用。

　按　语　雪梨，梨名，因其肉嫩白如雪，故称雪梨，是一种常见的水果。据《本草纲目》记载："梨者，利也，其性下行流利。"能治风热、润肺、凉心、消痰、降火、解毒。医学研究证明，梨确有润肺清燥、止咳化痰、养血生肌的作用，其味甘性寒，具生津润燥、清热化痰、养血生肌之功效。而冰糖味甘、性平，入肺、脾经，有补中益气、和胃润肺的功效。冰糖养阴生津、润肺止咳，对肺燥咳嗽、干咳无痰、咯痰带血都有很好的辅助治疗作用。此两者相配，可清热润肺，适合处于邪犯肺卫期的麻疹患儿服用。

▶ **葛根蝉蜕饮** ◀

　材　料　葛根 30 克，蝉蜕 3 克。

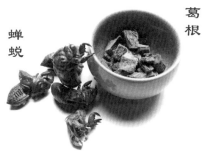

葛根

蝉蜕

　制用法　将蝉蜕在锅中微炒后研成细末备用。将葛根洗净后置于砂锅中，加入适量清水煎煮 15 分钟后，去渣取汁。将蝉蜕兑入葛根汤中搅拌均匀即成。1 日 1 剂，少量分次服用。

　按　语　葛根汤液味淡、带有甜味，淡棕色、清香。食疗可制作药膳、菜肴、汤肴、火锅、药酒、饮料、颗粒、胶囊等,甜、酸、咸、辣四种味道均可相配。葛根性凉,味甘、辛,有解表退热、生津、透疹、升阳止泻等多种功能。而蝉蜕味甘、性寒,归肺、肝经,可以散风除热、利咽、透疹、退翳、解痉。《本草纲目》有云:"蝉,主疗皆一切风热证,古人用身,后人用蜕,大抵治脏府经络,当用蝉身;治皮肤疮疡风热,当用蝉蜕。"此二药相配,退热透疹,大大加快病情进展速度,缩短了病程。本方适用于邪犯肺卫期的小儿麻疹,尤其适用于即将进入见形期的孩子。

◼ 2. 邪入肺胃(见形期) ◼

▶ 银花香菜粥 ◀

材　料　金银花 20 克,香菜 30 克,粳米 60 克。

制用法　金银花、香菜洗净后置于锅中,放入适量清水煎煮 10 分钟后,去渣取汁。在药汁中加入粳米煎煮,待米熟烂粥成,即可食用。1 日 1 剂,可早晚分次服用。

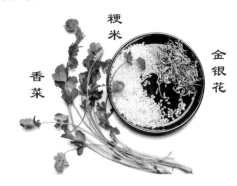

按　语　金银花,又名忍冬,"金银花"一名出自《本草纲目》,因忍冬花初开为白色,后转为黄色,故而得名金银花。金银花自古被誉为清热解毒的良药。它性甘寒气芳香,甘寒清热而不伤胃,芳香透达又可祛邪。金银花既能宣散风热,还善清解血毒,用于各种热性病,如身热、发疹、发斑、热毒疮痛、咽喉肿痛等,均效果显著。香菜又名芫荽,其性温、味辛,具有显著的发汗清热透疹的功能,其特殊香味能刺激汗腺分泌,促使机体发汗、透疹。此二药合用,清热解毒与发汗透疹双管齐下,大大促进机体的自我调整,迅速导出病邪。本方适合麻疹见形期的孩子使用。

▶ 蕹菜荸荠茶 ◀

材　料　蕹菜（空心菜）250克，荸荠250克。

制用法　将蕹菜洗净后切段，荸荠洗净后去皮，二者共同置于砂锅中。加入清水1500毫升，煎煮至荸荠熟，去蕹菜，加入少许白糖调味后即可出锅。每次饮100毫升，并食荸荠数个，每日3次。

按　语　蕹菜又称空心菜，李时珍说："蕹与壅同。此菜惟以壅成，故谓之壅。"其主要生长在长江以南的地区，于宋代即开始入药。《本草纲目》记载其能"解胡蔓草毒（即野葛毒）煮食之。亦生捣服"。后世医家通过实践扩大了它的功用范围，如《饮食辨》中说："性滑利，能和中解热。"本方将其配以具有"解风毒，除胸中实热气"之功的荸荠，可奏清热凉血、生津通便、导热下行之功。故本方适用于邪入肺卫期的小儿麻疹，特别是对食欲不振、大便秘结的孩子尤为适用。

◈ 3. 阴津耗伤（收没期）◈

▶ 百合龙眼汤 ◀

材　料　百合、龙眼肉各15克，冰糖适量。

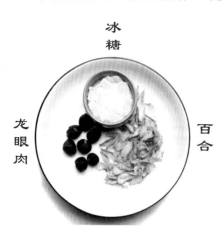

冰糖

龙眼肉

百合

制用法　将百合、龙眼肉洗净后置于砂锅中，加入清水适量，以小火炖至熟烂，加入冰糖后1～2沸即可出锅。每日1剂，少量频频喂服。

按　语　百合为一观赏花卉，入食入药的部分是根，李时珍说："其根如大蒜，其味如山薯。"古今中医都认为百合具有养阴润燥、清心安神之功。龙眼肉又名桂圆肉，有补气养血、益心健脾之功，李时珍曾指出："食品以荔枝为贵，而资益则龙眼为良。盖荔枝性热，而龙眼性和平也。"说明龙眼肉更常入药。再加上养阴生津、润肺止咳的冰糖，不但增强功效，还调和了口味。本方用此 3 味，协同增效，气阴双补，用于小儿病体康复尤为适宜。麻疹收没期的孩子处于恢复阶段，因此本方可以起辅助和促其康复等作用。

▶ 鲫鱼豆腐汤 ◀

材　料　鲜鲫鱼 1 条，豆腐 250 克。

制用法　将活鲫鱼洗净后，刮鳞去腮及内脏，豆腐切片，共同置于锅内。在锅中加入适量清水烧开后，放入葱、姜、料酒，再用小火煮七八分钟，使汤成乳白色，放入盐、味精即可。1 日 1 剂，可分次服用。

按　语　鲫鱼豆腐汤是一道汉族名菜，属于粤菜菜系，不但味香汤鲜，而且具有较强的滋补作用，非常适合中老年人和病后虚弱者食用，也特别适合产妇及孩子食用。鲫鱼有健脾利湿、和中开胃、活血通络、温中下气之功效，对体质虚弱或者大病初愈的人均有很好的滋补食疗作用。而豆腐营养丰富，含有铁、钙、磷、镁等人体必需的多种微量元素，还含有糖类、植物油和丰富的优质蛋白，素有"植物肉"之美称。豆腐的消化吸收率达 95%，因此对麻疹病后脾胃功能还未恢复健全的孩子来说，调养效果尤其好。本方适用于一切体质虚弱或病后调养需滋补的患者，故适用于小儿麻疹收没期的康复阶段。

专家建议

　　在疹前期高热时，应给孩子食用易消化的流质饮食，如牛奶、豆浆、果汁、藕粉、绿豆汤、小豆粥、蛋花汤等。孩子有腹泻时，牛奶可改为焦米汤（先将米炒焦，然后熬成米汤），宜少量多餐，每日可食 6～7 次。忌食油腻厚味、辛辣助火的食物。在麻疹恢复期注意增加营养，食物既要有营养又要容易消化。在膳食中应多选用猪肝、蛋黄、瘦肉、鱼、豆制品以及新鲜绿叶蔬菜和胡萝卜、青椒、西红柿等。水分供应要充足，渐渐由半流质改为软饭、普通饭。

其他实用疗法

● 脐疗方

大葱糊

【组方】 大葱若干。

【制用法】 将大葱捣烂成泥状,纱布包裹,外敷于双足心涌泉穴。或敷于肚脐处,擦足心、手心、肘窝、腿弯、前心、后心,每 2 小时 1 次。

【功用】 解表透疹。适用于麻疹应出不出,或疹出不齐。

柑叶糊

【组方】 柑树叶 30 克,米酒适量。

【制用法】 将上药择净,放锅中炒焦,研末,用米酒适量调匀,外敷肚脐,包扎固定,每日 1 换。

【功用】 宣肺理气。适用于麻疹后喘气。

阿魏桃仁散

【组方】 阿魏、桃仁各等量。

【制用法】 将上药择净,研为细末,放在黑膏药中心,对准脐眼贴之,外用绷带固定好,每日 1 换,连续 12 天。

【功用】 补肾益气。可防麻疹易感儿发病。

香苏葱白糊

【组方】 香菜、鲜紫苏叶、鲜葱白各 10 克,面粉适量。

【制用法】 将上药择净,共捣烂如泥,加入适量面粉,调和如膏状,贴于肚脐,外用胶布固定,药干后即换,连续 2～3 天。

【功用】 发表透疹。适用于小儿麻疹、发热、咳嗽、喷嚏、流涕、咽部及眼结膜充血、怕光、眼泪汪汪、疲倦、纳呆,有时昏睡,口腔可见麻疹黏膜斑,或见麻疹隐现而出不透、烦躁不安等。

三鲜糊

【组方】 鲜香菜、鲜紫菜、红鲜浮萍各等量,黄酒适量。

【制用法】 将上药择净,共捣烂如泥,加入黄酒适量炒热,布包,嘱小儿仰卧,放在小儿肚脐处反复热熨,每次 30 分钟,连熨 3 次可使疹出齐。

【功用】 发表透疹。适用于小儿麻疹,疹出不畅。

● 药物外治

麻黄 15 克,芫荽 15 克,浮萍 15 克,黄酒 60 毫升。加水适量,煮沸,让水蒸气布满室内,再用毛巾蘸取温药液,包敷头部、胸背。用于麻疹初热期、见形期,皮疹透发不畅者。

西河柳 30 克,荆芥穗 15 克,樱桃叶 15 克。煎汤熏洗。用于麻疹初热期或见形期,皮疹透发不畅者。

平时养护要点

预防

按计划为孩子接种麻疹减毒活疫苗,在麻疹流行期间有麻疹接触史的孩子,可及时注射丙种球蛋白以预防麻疹的发病。麻疹流行期间,勿带孩子去公共场所和流行区域,减少感染机会。麻疹患儿需隔离至出疹后 5 天,合并肺炎者延长隔离至出疹后 10 天,一般对接触者宜隔离观察 14 天,已做过免疫接种者观察 4 周。

调护

保持孩子卧室空气流通,温度、湿度适宜,避免直接吹风受寒和过强阳光刺激。注意为孩子补足水分,饮食应清淡、易消化,见形期忌油腻辛辣之品,收没期根据食欲增加营养丰富的食物。保持孩子的眼睛、鼻腔、口腔、皮肤的清洁卫生。对于重症患儿要密切观察病情变化,早期发现并发症。

附　录 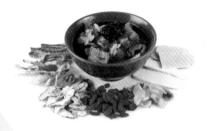 FU LU

常见健康食物

粮食与豆类

1. 粳米

中医学认为,粳米性味甘平,功能益气,可止烦、止泻、补中、壮筋骨、益肠胃。《粥记》说:"每日起食粥一大碗,空腹胃虚,谷气便作,所补不小,又极柔腻,与肠胃相得,最为饮食之妙诀。"

以大米入方的中医食疗古方很多,如白虎汤、桃花汤和竹叶石膏汤中,都有一味粳米。煮饭时所得的米汤,可治烂嘴角。

近年来,医学专家通过研究发现,大米还是理想的减肥健美食品。在欧美有些国家,人们为了治疗"文明病",纷纷停用西式膳食,改吃大米,减肥效果十分明显。

这里还要提一下米泔水,即淘米水,此为一味中药。《本草纲目》说:"其味甘,性寒,无毒。"自古以来,不少中药饮片就是用它炒制的。这样不仅可以除去药物的温燥性质,还有助于用药者强健脾胃。若患有胃部胀痛,饭后打饱嗝、泛胃酸等消化不良的疾病,可以在饭后饮用1小杯煮开的米泔水。此外,用米泔水洗头、洗脸,不仅可除去油垢、皮屑,还有健肤、润发、美容的效果。

锅巴是煮米饭时锅底所结之物,经低温烘烤而成,略黄不焦,既香且脆,食之味香,促进食欲,并可消食导滞,收敛止泻。

2. 糯米

糯米又叫黏稻米、江米。它由黏性很强的支链淀粉构成,加热后产生较多可溶性的糊精和麦芽糖成分，米粒不透明，煮熟后胶结成团，有黏性，可制成花式繁多、风味迥异的食品。

经常吃糯米可增强体力及耐力。民间普遍认为，糯米是上等补品。它有保温御寒的功效，可防止儿童夜间遗尿及老年人夜间尿频。

中医学认为，糯米性味甘温，功能补中益气，主治脾胃虚寒、久泻食减、自汗不止诸症。《本草纲目》指出，糯米虽香软可口，但不宜多吃，因为糯米煮熟后性热黏滞，不易消化，特别是老年人和小孩，吃多了容易引起积食。肠胃病和哮喘病患者也宜少吃，以免加重病情。

3. 大麦

大麦既可磨粉食用，又是畜禽的好饲料。古人有"做饭滑，饲马良"的记载。现代有大麦能降低人体血胆固醇的阐述。

中医常用的是大麦芽，其性微寒，味咸。功能益气调中、化食利水、宽中下气、疏肝、回乳，常用来治疗食欲缺乏、消化不良、伤食、食积、胃腹胀满及乳汁郁积引起的乳房胀痛等症。

4. 芝麻

芝麻亦称胡麻，是传统的滋养强壮品。《名医别录》中将其列为上品，说芝麻"坚筋骨""聪耳目"，并称其"八谷之中，惟此为良"。《本草纲目》说它"主伤中虚羸，补五内，益气力，长肌肉，填脑髓"。

5. 红薯

红薯也称甘薯、白薯等。红薯最大优点是富含一种胶质和糖胺聚糖类混合的物质，对人体消化系统、泌尿系统器官黏膜均有保护作用，对防止器官炎症、细胞癌变有特殊功效。

中医学认为，红薯性味甘平，功能健脾胃、补肝肾、解毒消痈。《本草纲目》说："补虚乏，益气力，健脾胃，强肾阴，功同薯蓣。"对于男子遗精、女子月经不调、小儿疳积等症有效。

红薯属碱性食品，可与食物中过多的酸性物质中和，从而保持人体酸碱平衡，促进健康。

6. 黄豆

黄豆又名大豆，味甘、性平，入脾、胃、大肠经。

中医学认为，黄豆益气和中、养胃和脾、除湿止泻、理气润肠。主治乏力、食少、腹泻等症。古代著名药学家李时珍认为，黄豆可"治肾病，利水下气,制诸风热,活血解诸毒"。

黄豆素有"植物肉"之美誉,在豆类中食用价值最高、蛋白质的含量最丰富,民间称它为"豆之王""绿色牛奶""营养之花"。其蛋白质含量占40%,每100克黄豆的蛋白质含量相当于250克瘦肉或300克鸡蛋或500克牛奶。

但是单食黄豆,其蛋白质价值就低。因为食物蛋白质约由20种氨基酸组成,其中蛋氨酸、色氨酸、苏氨酸、亮氨酸、苯丙氨酸、赖氨酸、异亮氨酸和缬氨酸等八种氨基酸人体不能自身合成,必须从食物中摄取,被称作必需氨基酸。所以,只要摄取的食物中蛋白质所含的必需氨基酸种类和数量适当,接近人体需要,那么蛋白质的生理价值就佳。豆类或豆面结合可使其营养更完善。

7. 花生

花生又名落花生、长生果,被誉为"植物肉"。其含油量高达50%,蛋白质含量30%以上,蛋白质吸收率90%左右。维生素B_2、钙、磷等含量也都比较高。还含有落花生酸、棕榈酸等。花生较适合儿童食用。

中医学认为,花生性平、味甘,有悦脾和胃、润肺化痰、滋养调气、清咽止咳等功效。适用于营养不良、脾胃失调、咳嗽痰喘、肠燥便秘等症。

花生食用方法很多,生食、煮、炸、炒均可,营养成分基本不受影响。但花生易受潮而发霉变质,产生致癌性很强的黄曲霉素。一定要注意,霉变花生不可食。

蔬菜类

1. 山药

本品味甘性平,补气养阴,性质和平,且药食兼得,为常用的保健良药。《神农本草经》载其能"补益气力,长肌肉,久服耳目聪明,轻身不饥延年"。若腰酸,可用生山药150克与糯米适量煮粥,加川续断、杜仲、苎麻根各25克,用布包好放于粥中同煮,粥煮熟后去药服食,每日1剂。若是食少、消瘦,用生山药150克、鸡内金45克,共研细,每次0.15克,每日2次,用温开水或糯米酒送服。若因气虚所致脱肛,用炒山药100克、黄芪50克,水煎服。

2. 菜花

菜花又名花椰菜。美国科学家将菜花列为10种最佳营养食物之一,向人们推荐,并认为常吃菜花可减少胃肠道及呼吸道恶性肿瘤的发病率,已被

附录

一些营养学家推荐为抗癌食品之一。

3. 白扁豆

白扁豆为健脾化湿的养生佳品，常食可健脾胃、化水湿、解酒毒、补五脏、强身体，适用于脾虚泄泻等。

白扁豆应充分加热，熟后食用，因其所含的红细胞凝集素 A 为一种毒性蛋白，充分加热后毒性可除。此外，白扁豆不宜多食，否则易致气滞腹胀。

4. 胡萝卜

胡萝卜含糖量高于一般蔬菜，并有芳香甜味。胡萝卜在西方被视为菜中上品，荷兰人还把它列为"国菜"之一。有的科学家指出，日本人的长寿也与常吃胡萝卜有关。美国科学家认为，胡萝卜是防癌佳品。

中医学认为，胡萝卜性平、味甘，具有健脾、化滞、明目、补虚之功效。凡脾虚食停、气滞不畅、久病虚损、老幼体虚者，皆宜常食。

由于胡萝卜素为脂溶性物质，凉拌生食不利于吸收，应当以油炒或与肉同煮为宜。

5. 西红柿

西红柿又名番茄。每 100 克西红柿含蛋白质 0.6 克，脂肪 0.2 克，糖 3.3 克，磷 22 毫克，铁 0.3 毫克及多种维生素。由于西红柿中含有多量果酸，保护了维生素 C，使其在烹调加工过程中损失较少。它还含有维生素 P，对治疗高血压有一定作用。西红柿有利尿作用，常吃西红柿对肾脏有益。由于西红柿所含的糖多半是果糖或葡萄糖，容易消化和吸收，具有营养心肌和保护肝脏的作用。心肌炎和肝病患者多吃些西红柿对恢复健康大有益处。临床试验证实，番茄素可以抑制一些细菌和真菌，可用于防治口腔炎症。夏季还可以将西红柿切片熬汤，加入 0.5% 的食盐当茶喝，有清热解暑的功效。

中医学认为，西红柿性平、味甘，功能补中和血、益气生津、宽肠、通便。可用于热病口渴、湿热泄泻、便秘血痢等症。

6. 芦笋

芦笋又名龙须菜。药理研究证实，芦笋中含有许多药物成分，如天冬酰胺、叶酸、硒等。可用于心脏病、高血压、心动过速等症。

中医学认为，芦笋性寒、味甘，功能养血平肝、利尿消肿、清热通经。适用于水肿、咳嗽诸症。

7. 芹菜

芹菜有水、旱两种,性能相近。旱芹香气浓,又名香芹,入药较佳,故又称药芹。

中医学认为,芹菜味甘、性凉,具有清热、健胃、降压、利尿、醒神、健脑之功效。适用于高血压、小便热涩不利等症。

人们通常只食芹菜之茎,其实芹菜叶中维生素、矿物质等营养成分含量比茎高。芹菜叶有苦味,吃时宜用开水焯过。

8. 木耳

木耳为木耳科植物木耳的子实体,又名黑木耳。中医学认为,木耳性平,为益气强壮养生食品,日常食之可益气不饥、轻身强志、宣利肠胃、防止出血。适合虚弱体质、易于出血者食用。

黑木耳可炒食、煮食或研末调食。其营养丰富,滋味鲜美。但木耳质润利肠,有脾虚肠滑者不宜食用。

9. 荠菜

荠菜又名菱角菜、麦地菜、枕头草、护生草等,为十字花科一年生或多年生草本植物。荠菜生于田地山野之间,是野菜中的上品。荠菜的食法多种,炒食、做汤均可,如果配点肉丝、香菇、木耳等,则别有风味。"荠菜肉丝豆腐汤""荠菜冬笋山鸡片"为款待贵宾佳肴。人们还常用荠菜做包子、春卷、饺子、汤圆,鲜嫩爽口,清香扑鼻。明代文学家高濂品尝后赞曰:"若知此物,海陆八珍皆可厌也。"荠菜又是一种"道地药材"。民间常有"三月三,荠菜当灵丹"之说。

中医学认为,荠菜味辛甘、性凉平,有利水、止血、明目等功效,可以调治高血压、痢疾、肾炎等。

10. 油菜

此菜易起薹,分支又多,故又名芸薹、薹菜,含丰富的钙、磷、铁及维生素等。

中医学认为,油菜性温、味辛,功能清热解毒、散血消肿。适用于劳伤吐血、瘀血、便秘、体虚力弱等症。

11. 韭菜

当春天刚刚来临,寒风料峭、冷气袭人的时候,就可用"黄韭试春盘了"。唐代著名诗人杜甫有"夜雨剪春韭,新炊间黄粱"的诗句。这说明韭菜自古以来就受到人们的喜爱。

韭菜具有调味、杀菌的功效。除此以外，韭菜的突出优点是含膳食纤维较多，而膳食纤维现在已被人们称为第七大营养素，是机体必不可少的物质。

韭菜虽然四季常青，终年供人食用，但以春天吃最好，正如俗话所说："韭菜春香，夏食则臭。"春天气候冷暖不一，需要养阳气，而韭菜性温，最宜人体阳气。

《本草拾遗》中说："在菜中，此物最温而益人，宜常食之。"明代大药学家李时珍说："韭叶热根温，功用相同，生则辛而散血、熟则甘而补中，乃肝之菜也。"所谓肝之菜，是说吃韭菜对肝的功能有益。

中医学认为，春季与人体五脏之一的肝脏相应。春天，人体肝气最易偏旺，从而侵犯脾胃的消化吸收功能。而春天多食韭菜，可增强人体脾胃之气。但由于韭菜不易消化，故一次不应吃得太多。一般来说，胃虚有热，下部有火和消化不良者，皆不宜食用。

民间用韭菜治病的方法很多，如恶心、呕吐时，在半杯奶中加入韭菜汁两匙，姜汁少许，温服；韭菜炒虾米，对健肾利尿助阳也有帮助。

12. 蘑菇

蘑菇又名肉蕈。药理研究证实，蘑菇有抗菌和降低血糖的作用。

中医学认为，蘑菇性凉、味甘，功能开胃、理气、化痰、解毒、透发麻疹。可用于脾胃气滞、咳嗽、麻疹、急慢性肝炎等症。

蘑菇味鲜，日常食之益胃气、悦神志、强身体。但本品动气发病，不宜多食。

13. 香菇

香菇又名香蕈、冬菇，是食用蘑菇中的一个优良品种，有野生的，也有人工栽培的。近年来，科学家发现香菇有抗癌作用，并有抑制胆固醇、降血压和防治感冒等作用。

香菇中有一种葡萄糖苷酶，可提高机体抑制肿瘤的能力。一些经营香菇的商业工作者，由于经常吸入香菇的粉末，很少有人感冒。这是因为香菇中有一种干扰素的诱导剂，能诱导体内产生干扰素。而干扰素能干扰病毒蛋白质合成，使病毒不能繁殖，从而使人体产生免疫能力。

此外，香菇中含有一种核酸类物质，可抑制血清和肝脏中胆固醇的升高，并可防止动脉硬化及降低血压。

中医学认为,香菇性平、味甘,功能健胃益气、治风破血、化痰、涩小便。适用于脾胃虚弱、缺铁性贫血、小儿佝偻病、高血压、高血脂、糖尿病等症。

14. 茄子

常吃茄子对防治高血压、咯血、皮肤紫癜等有一定作用。

中医学认为,茄子性凉、味甘,有清热、解毒、活血、止痛、利尿、消肿等功效。适用于肠风下血、热毒疮痈、皮肤溃疡等症。

15. 丝瓜

丝瓜因始产自南方,故有"蛮瓜"之称。

中医学认为,丝瓜性凉、味甘,功能止咳平喘、清热解毒、凉血止血。适用于热病烦渴、痰喘咳嗽,赤、白带下等症。李时珍说:"丝瓜祛风化痰,凉血解毒,通经络,行血脉,下乳汁。"

16. 萝卜

萝卜甘甜清淡,营养丰富,是一味食疗良药。俗话说:"萝卜上市,医生无事。"

萝卜含维生素 C 比一般水果还多,含维生素 A、B 族维生素及钙、磷、铁也较丰富。萝卜含有淀粉酶,有助于消化,还含有葡萄糖、蔗糖、果糖、胆碱、芥子油等物质。萝卜所含的纤维木质素有抗癌作用,萝卜还能分解致癌的亚硝胺,从而起到防癌作用。

中医学认为,萝卜性凉,味辛、甘,功能消食化痰、下气宽中、抗菌解毒。适用于咳嗽痰喘、食积气滞、胸腹胀闷及鼻出血、咯血、感冒等。

萝卜的品种较多,有白萝卜、胡萝卜、青萝卜、绿萝卜、水萝卜等,功用大体相同,生熟皆可食。

17. 冬瓜

冬瓜能量低,不含脂肪,又有显著的利尿作用,故常食能"轻身减肥"。《食疗本草》说:"欲得体瘦轻健者,则可长食之;若要肥,则勿食也。"

中医学认为,冬瓜性微寒,味甘、淡,有利尿、清热、化痰、解渴的功效,适用于水肿、胀满、痰喘、暑热、消渴、痈疽、痔疮等症。

水果类

1. 草莓

草莓果实鲜红艳丽、柔软多汁、甜酸适口。

中医学认为，草莓性平、味酸甘，具有清暑解热、生津止渴、利尿止泻的作用。适用于干咳无痰、烦热干渴、积食腹胀、小便浊痛、醉酒等症。

2. 大枣

大枣是滋养血脉、强健脾胃的常用中药。古有良枣、美枣之称，被列为上品之药。《神农本草经》说："久服能轻身延年。"据《北梦琐言》记载："河中永乐县出枣，世传得枣无核者食可度世。有苏氏女获而食之，不食五谷，年五十嫁，颜如处女。"这虽有夸张，但也说明大枣有可观的营养和医疗价值。

名医张锡纯曾高度评价："枣虽为寻常之品，用之得当，能建奇功。"他曾用大枣治疗过多例虚弱患者，都收到满意疗效。

3. 龙眼

龙眼又称桂圆，其肉质细软，液味浓厚，甘甜如蜜，芳香溢口。清代医家王孟英夸它为"果中神品，老弱宜之"。本品性温，功能益心脾、补气血、安神、增智慧。适用于心脾血虚引起的心悸不安、失眠和记忆力减退。

4. 荔枝

荔枝甘香宜人，味美爽口。

中医学认为，荔枝性温，味甘、酸，功能补气健脾、养血益肝。适用于脾虚久泻、呃逆不止、血虚崩漏、小儿遗尿等症。李时珍说，常食荔枝能"补脑益身，治瘰疬疔肿。开胃益脾"。

5. 桑葚

桑葚是一种球形或椭圆形小浆果，熟时饱含汁液，味酸甜，有清香，含葡萄糖、果糖、果酸、果胶和多种维生素及钙、磷、铁等矿物质。

中医学认为，桑葚性微寒、味甘，功能滋养肝肾、养血润燥。适用于肝肾阴虚所致头晕目眩、腰膝酸软、肠燥便秘等症。《随息居饮食谱》说："桑葚滋肝肾，充血液，止消渴，利关节，解酒毒，祛风湿，聪耳明目，安魂镇魄。"

6. 橘子

中医学认为，橘子的肉、皮、核、络、叶等都是有名的中药。

橘皮，中药称之为陈皮，性温，味辛、苦，功能理气健胃、燥湿化痰、平喘。适用于咳嗽痰多，胸膈满闷，食滞纳呆等症。橘皮鲜的、干的均可食用。煮米粥时放几块橘皮，蒸馒头时掺几条橘皮丝，可使粥或馒头清香适口。

橘络，即橘皮内白色分枝状筋络，能通经络、宣滞气。适用于经络气滞、痰积血瘀、伤酒口渴。橘络中所含的维生素 P 还能防治高血压。

7. 栗子

栗子号称"干果之王",是我国的特产。正因为如此,《名医别录》把栗子列为上品之药,认为它有"益气、厚肠胃、补肾气"的作用。栗子是大众化的补品,但一次吃得过多"反致伤脾",有"气滞难消"的害处,故应少吃常服,方能达到健康的目的。

8. 莲子

莲子为历代保健之良药,《神农本草经》记载:"补中养神,益气力、除百疾,久服轻身耐老,不饥延年。"《本草拾遗》里也说:"令发黑,不老"。据说,一颗成熟的莲子,不管是深埋于泥沼石缝,还是流落于水泽沙丘,也不论是身处酷暑严寒,都能保持顽强的生命力,经过几百年甚至上千年,仍然会胚芽萌发,长出新莲来。莲子的这种无比坚韧的品性和惊人的寿命,在植物界中是独一无二的。莲子鲜可生食,也可做汤菜、甜食、糕点或蜜饯。

中医学认为,莲子是一味很有价值的中药。为滋补元气之珍品,药用时去皮、心,故中医处方叫"莲肉",具有补脾、益肺、养心、益肾和固肠等作用。生补心脾,熟能厚肠胃。适用于心悸、失眠、体虚、慢性腹泻等症。

9. 柠檬

柠檬为芸香科植物柠檬的果实,又名柠果等。

中医学认为,柠檬性寒,味甘、酸,功能生津止渴、祛暑安胎。适用于儿童暑热烦温、纳呆脘闷等症。

10. 葡萄

葡萄是一种营养价值较高的水果。葡萄的果肉、根、叶均可作药用。这在中医学典籍中有很多记载。最早见于《神农本草经》:"葡萄味甘、平,主筋骨湿痹,益气倍力,强志,令人肥健,耐饥,忍风寒。"其他如《本草衍义》《本草纲目》《本草求真》等医药书籍对其药用都有记述。

古人评价说:"葡萄当夏末涉秋,尚有余暑,醉酒宿食,甘而不饴,酸而不酢,冷而不寒,味长汁多,除烦解渴。又酿为酒,甘而曲糵,善醉而易醒,他方之果,宁有匹之乎。"这些话精辟地说明了葡萄的性能。由于葡萄有利筋骨、治湿痹、益气补血、除烦解渴、健胃利尿等功效,临床上常用于治疗筋骨风痛、小便涩痛。常食葡萄使人健壮、耐风寒、利小便;葡萄干能健胃补气,为滋养品,虚弱患者最宜食用,既可开胃口,增进食欲,又可补气养血;葡萄的根、藤和叶可用水煎服,有消肿和利尿的作用。

肉、蛋、奶类

1. 鸡肉

鸡肉属高蛋白、低脂肪食品，所含磷脂类对儿童生长发育极其重要。对体质虚弱、病后者更为适宜，尤以乌骨鸡为佳。

中医学认为，鸡肉性平、温，味甘，功能补中益气、补精填髓。适用于气血亏虚之头晕眼花、便溏虚肿、耳鸣重听，以及诸虚百损。鸡肉有"食补之王"的美誉，为补气益精养生佳品。

鸡肉多食易生热动风，会导致营养过剩、血压增高、患高脂血症，所以不宜过量进补。凡感冒前后、痘疹后、疮疡后、痢疾、黄疸、肝阳亢盛、目疾、脚气病患者应慎食。

2. 牛肉

牛肉营养好、易消化吸收，胆固醇含量比鸡肉、鱼、蛋都低，是西方国家肉类消费主体。

中医学认为，牛肉性平、味甘，功能补中益气、健脾养胃、强筋健骨和消水肿。适用于脾胃虚弱所致的泄泻、脱肛、消瘦、水肿以及精血亏虚引起的筋骨酸软、四肢无力等。

古人认为，常吃牛肉"补气功同黄芪"，且无病可强身。

3. 兔肉

兔肉因蛋白质含量高且脂肪含量低，被誉为"荤中之素"，近年来更被誉为"美容肉食"，系肥胖及心血管病患者的"理想动物性食品"。

中医学认为，兔肉性凉、味甘，功能补中益气、凉血解毒。适用于吐血、便血及脾胃气虚所致的懒言、气短等症。

4. 鸡蛋

鸡蛋性平、味甘，入脾、肺、心、胃经，功能补血养阴、养心安神。适用于心阴不足之心烦失眠、手足心热、心悸不宁、气血不足之眩晕、夜盲、乏力劳倦、自汗、肺胃阴虚之干咳久咳、咽干口渴、声音嘶哑等。

鸡蛋黄中含有丰富的磷脂酰胆碱和胆固醇，磷脂酰胆碱对儿童身体的发育、神经系统及造血系统功能有重要的意义。鸡蛋清中含蛋白质10%，可用于解救重金属盐中毒。鸡蛋壳中含钙盐、胶质等，能制酸止血，可用于胃酸过多、出血及因缺钙引起的小儿佝偻病、手足抽搐症等。

鸡蛋蛋白质含有人体必需的八种氨基酸,其组成及相互间的比例也很适当。鸡蛋蛋白质的生物价接近 100%,利用率最高,营养价值最好。婴幼儿、青少年、中老年人都可以食用鸡蛋。婴儿一般出生后 3 个月就应添加煮熟的蛋黄,开始时每天吃 1/3 个,以后逐渐增加。出生后 4 个月可吃蒸的嫩蛋羹。

青少年、成年人每天可吃 1～3 个鸡蛋,儿童每天可吃 1～2 个。一般慢性疾病或疾病恢复期、手术后都可以吃鸡蛋。但急性肾炎或肾功能不全的患者需要限制蛋白质的摄入量时,可适当少吃鸡蛋。

另外,鸡蛋也不宜生吃,生吃不仅蛋白质不能很好地被消化吸收,而且生鸡蛋中的抗生物素蛋白能使生物素失去活性,从而影响人体对生物素的吸收利用。生鸡蛋还有致病菌,如沙门菌等,只有煮熟后,细菌才能被消灭,所以鸡蛋应熟食。

5. 羊肉

羊肉性味甘热,能温补脾胃,可用于脾胃虚寒所致的反胃、身体瘦弱、畏寒等症。用肥羊肉去脂膜,蒸熟或煮熟,切片,加姜、蒜、酱油、盐等调料拌食,有温补脾肾的功效,可治疗阳虚、畏寒喜热、夜尿多、反胃等症。煮羊肉时,加杏仁易烂,加核桃则不腥,调料可用大蒜、豆豉、大葱、酱油、生姜、茴香等。

6. 牛奶

养生名著《寿亲养老新书》里说:"牛奶最宜人,平补血脉、益心、长肌肉、令人身体健康、面目光悦、志不急,故为子者常须供之,以为常食。"著名经济学家马寅初活到 101 岁,其长寿经验中,重要的一条就是坚持喝牛奶,其他方面的饮食注意控制,而牛奶不能断。

中医养生学认为,牛奶能补虚损、益五脏,凡病后体弱、虚劳瘦、食少、噎嗝反胃,均可做滋补食疗饮用。此外,牛奶久服或入药剂中,有生津利肠、润泽肌肤的功效,可用于治消渴、便秘、皮肤干燥等症。

现代医学认为,牛奶富含蛋白质,含八种人体必需氨基酸,尤以植物蛋白质中缺乏的蛋氨酸和赖氨酸最为丰富。牛奶中的胆固醇含量比肉、蛋类都低,每百克牛奶仅含 13 毫克胆固醇。

◦ 水产类

1. 鲢鱼

中医学认为,鲢鱼性温、味甘,功能温中益气、润泽皮肤。适用于体虚、皮肤粗糙无华、水肿诸症。

2. 鲳鱼

中医学认为，鲳鱼性平，味甘、淡，功能益气养血、柔筋利骨。适用于体虚精弱、头晕眼花、筋骨疼痛、足软无力、心悸失眠等症。《本草拾遗》说其"令人肥健，益气力"。

本品因胆固醇含量较高，故高血脂及冠心病患者不宜过食。

3. 黄鱼

黄鱼又名黄花鱼。黄鱼的白脬可炒炼成胶，再焙黄如珠，称鱼鳔胶珠，具有大补真元、调理气血的特效，用于治疗亏血过重、元气大虚等症，效果尤为显著。

中医学认为，黄鱼性平、味甘，功能开胃、益气、填精。适用于脾虚食少、消化不良、腹泻下痢、虚烦不眠等症。但也不可多食黄鱼，以免发疮助热。

4. 海参

海参不仅是名贵海味，而且还是浩瀚药海中的一味良药，能为患者解除病痛之苦。中医学认为，海参性温味甘、咸，入心、肺、脾、肾经，具有益气滋阴、通肠润燥、镇惊宁心、补肾养血、制酸止痛等功效。

清代的《随息居饮食谱》指出，凡病后身体虚弱的人，宜用海参同火腿或者猪、羊肉煨食。脾虚腹泻者应忌食海参。

5. 文蛤

文蛤为帘蛤科动物文蛤的肉，别名海蛤。肉嫩味鲜，为蛤类上品。

中医学认为，文蛤性寒、味咸，功能清热利湿、化痰散结。适用于水肿、黄疸、咳嗽痰多诸症。

6. 鳙鱼

鳙鱼又名胖头鱼。

中医学认为，鳙鱼性温、味甘，功能暖胃补虚。适用于眩晕、多痰、寻常疣等。民谚说："鳙鱼吃头，青鱼吃尾，鸭子吃大腿。"民间以食鳙鱼头补虚，治耳鸣头晕。

《本草纲目》认为："多食动风热，发疮。有热病及风热者不宜食。"

7. 紫菜

药理研究表明，紫菜可降低血浆胆固醇含量。

中医学认为，紫菜性寒，味甘、咸，功能化痰软坚、清热利尿。适用于瘿瘤、水肿、淋病、脚气。

　　《联合国儿童公约》把儿童定义为 18 岁以下的未成年人。由于儿童生长发育较快,医学上又把儿童期细分为多个阶段,1 岁以内为婴儿期,1～3 岁为幼儿期,3～6 岁为学龄前期,6～18 岁为学龄期,其中 13～18 岁又被称为青少年期。对于儿童来说,健康的身体是他们快乐成长的前提,而营养是他们健康的物质基础。很多研究表明,儿童时期的合理营养摄入不但可以满足孩子的正常智力、生长发育的需要,一定程度预防湿疹、哮喘、贫血等常见的疾病,还可以降低成年后很多慢性疾病,如过敏、肥胖、胰岛素抵抗、心血管疾病的发生。但现代的孩子因为生活条件优越,高脂、高能量、高糖、高盐的快餐食品、碳酸饮料、冰激凌充斥着他们的生活。而很多父母对营养知识不了解,导致偏食挑食的不良饮食习惯成为很多儿童的生活常态。2019 年联合国儿童基金会报告,全球 5 岁以下的儿童中,有 1/3 营养不良或超重,引起营养素缺乏,影响儿童体格发育甚至智力迟缓,为成年期的健康留下安全隐患。

　　营养素是指食物中可维持机体繁殖、生长发育、组织修复以及生理调节功能的化学成分。根据化学性质和生理作用,我们可以把营养素分为七大类:蛋白质、脂类、碳水化合物、矿物质、维生素、水和膳食纤维。其中,碳水化合物、蛋白质、脂类因为人体的需要量较大,在膳食中所占的比重也较大,称之为宏量营养素,它们也是我们人类能量的主要来源。膳食纤维作为碳水化合物的一种,也属于宏量营养素。相比较而言,矿物质和维生素需要的量相对较少,在膳食中所占的比重也较小,每日需要量以毫克或微克计算,所以称之为微量营养素。各种营养素在人体内起到协同的作用,任何一种营养素的缺失或过剩都会对人体产生不良影响。儿童常见的不均衡营养素的摄入主要有饱和脂肪酸、糖、盐的过量以及钙、钾、维生素 D 和膳食纤维的缺乏。把握各种营养素在体内的平衡对减少儿童疾病发生、促进儿童健康极其重要。

此处我们聊聊儿童期会出现哪些常见的营养素缺乏，以及常见的儿童疾病的营养预防。

宏量营养素与儿童健康

宏量营养素包括蛋白质、碳水化合物、脂肪和膳食纤维，人体必须摄入宏量营养素，把它们转化为人体自身的燃料，从而满足生长、代谢和身体需求。

蛋白质是人体重要的组成成分，大部分的生命活动本质上是蛋白质的功能体现。对于发育过程中的儿童，蛋白质不但是身体组织器官的构成基础，也是完善身体机能的重要部分。当蛋白质缺乏的时候，很容易导致儿童的发育不良，身体机能全方位下降，身材瘦小、免疫力下降、易病、消化功能差，即常说的"体弱多病、精神不良"。因此，我们常说蛋白质是维持免疫系统活力的第一要素。随着生活质量的提高，大部分家庭都能满足儿童对于蛋白质的需求，相关问题也在迅速减少，但对于蛋白质的选择还是应当注意。动物蛋白质（如鱼、禽、瘦肉、蛋、奶类）易被人体吸收，营养价值高，所含的必需氨基酸种类齐全，和人体蛋白质接近，是优质蛋白的主要来源。相比之下，植物蛋白（如谷类、豆类）被人体利用率低，不易被吸收。在各类植物蛋白中，大豆蛋白的氨基酸组成和牛奶蛋白相近，也被认为是优质蛋白。有研究显示，我国存在儿童蛋白质摄取过量的问题，过量的蛋白质一方面可以增加肝肾的负担，另一方面会抑制人体对钙的利用。对于学龄前期儿童，蛋白质的每天推荐摄入量为 $50\sim55\,g$；$6\sim12$ 岁学龄期儿童，蛋白质的每天推荐摄入量为 $60\sim65\,g$；$13\sim18$ 岁青少年，蛋白质的每天推荐摄入量为 $75\sim85\,g$。在保证膳食指南的蛋白质推荐量下，动物蛋白和大豆蛋白的摄入应占到总蛋白的 $30\%\sim50\%$。

碳水化合物又称糖类，是人体生命活动中能量的主要来源。通常情况下，葡萄糖是人类大脑主要"燃料"。大脑重量虽然只占体重的 2% 左右，但其葡萄糖的利用率占整个机体的 20% 左右。因此，碳水化合物对儿童智力的发展和注意力的集中都十分重要。碳水化合物在我们生活中无处不在，米饭、馒头、薯类、面包、各式蛋糕、含糖饮料等都含有碳水化合物。过量的碳水化合物在体内可以转换为脂肪并贮存，因此，现代社会过量碳水化合物的摄入是导致儿童肥胖、糖尿病等代谢性疾病的主要原因之一。对于碳水化合物的科学摄入，首先我们要遵循碳水化合物的适量原则。和一般人群一样，健康儿童膳食中碳水化合物摄入量应占总能量的50%~65%为宜。《中国居民膳食指南（2016）》中指出，每天摄入谷薯类食物应该为250~400 g，其中全谷物和杂豆类50~150 g，薯类50~100 g。除了碳水化合物摄入量适宜，碳水化合物形式的选择也很重要。越简单的碳水化合物被人体吸收越快，血糖升高也越快。比如单糖和双糖，广泛存在于糖果、甜食、糕点、水果、含糖饮料、蜂蜜等儿童喜爱的食物中。这些简单的碳水化合物虽然可以迅速补充能量，但是由于吸收快，不易产生饱腹感，很容易摄入过量。相比简单的碳水化合物，膳食中复合碳水化合物饱腹感强，吸收较慢，它们主要来源于粮谷类和薯类。相对于大米、白面这样加工精度高的细粮，薏米、燕麦、玉米、红小豆、绿豆、芸豆等全谷类和杂豆类粗粮含有更多的膳食纤维、B族维生素、植物化学物等营养素。因此，对于儿童来说也建议粗细搭配，建议粗粮可以占主食摄入量的1/3。近年来，一些美国营养学家对于9~18岁男性儿童膳食纤维每日摄入量建议为31~38 g；9~18岁女性儿童膳食纤维每日摄入量建议为26 g。

　　脂肪在儿童生长发育、神经组织的构成、免疫功能的维持、脂类和维生素的吸收中起到了重要的作用。而过多的脂肪摄入会增加儿童超重、肥胖的风险。我国膳食指南中对儿童脂肪摄入的推荐量和成人相同，占摄入总能量的20%~30%。脂肪又可以分为饱和脂肪和不饱和脂肪。饱和脂肪主要来源于动物，室温下呈固体状态。肉类、奶类、蛋类、鸡皮、猪皮、猪油以及热带植物油（如椰子油）中都含有大量的饱和脂肪酸。饱和脂肪可以增加心血管疾病的发病率，因此在膳食摄入中需要控制。我国膳食指南建议饱和脂肪摄入量不应该超过总能量摄入的10%。不饱和脂肪多来源于植物油，常温下呈液态。以地中海饮食为代表的全球健康模式中，膳食建议烹调中多用橄榄油等食物油，以不饱和脂肪酸替代饱和脂肪酸。近年来，二十二碳六烯酸（DHA）在儿童成长中的重要作用得到关注。DHA是人体细胞膜的组成部分，因高度集中在视神经细胞、神经组织中，俗称脑黄金。研究证明，

DHA对大脑的行为、记忆、心理、认知和学习都有促进作用。DHA主要来源于三文鱼、秋刀鱼、带鱼等深海鱼以及紫菜、海带等藻类食物。食用富含DHA的前体α-亚麻酸的食物，如核桃、杏仁、花生等多种坚果，也可以间接补充DHA。

微量营养素与儿童健康

我国生活水平显著提高，儿童宏量营养素缺乏所致的营养不良已经显著减少，而处于生长发育高峰期的儿童微量营养素缺乏仍然普遍存在。世界卫生组织将微量营养素缺乏定义为"隐性饥饿"。微量营养素虽然需要量小，但是体内激素、酶的重要组成部分，微量营养素的缺乏可能在患儿出现典型的症状之前，已经对其体格生长、智力心理发育以及免疫功能带来很多隐患，也增加成年期的慢性代谢性疾病的风险。常见的儿童微量营养素缺乏包括维生素A、维生素D、钙、铁、锌。

儿童常见营养问题

儿童正处于生长发育时期，也是逐步构成认知和习惯的重要时期。尤其是学龄期，此时形成的饮食习惯和行为一般会对孩子产生长久的影响。主观方面，儿童更倾向于以个人喜好和口味来选择食物，也更容易以个人感观决定饮食时间和方式。客观方面，儿童的相关身体机能不及成人，不良饮食习惯带来的身体负担更大，而处于发育时期的儿童需要的能量和营养素相对于成人而言更多。因此，儿童的饮食行为更需要家庭的重视和引导。家庭和学校作为主要的认知来源，应对儿童的饮食行为进行正确的教育引导，帮助儿童养成良好的饮食生活习惯，在健康饮食的同时进行多样性的身体活动，促进身心健康发育。

1. 维生素A缺乏

维生素A对于儿童的生长发育起着重要的作用，尤其是眼部发育。维生素A构成了视觉细胞中的感光物质，对视力发育尤其是暗视力来说格外重要。除此之外，维生素A参与儿童生长过程中的细胞生长分化与免疫活动，维持上皮细胞完整，保护皮肤健康，是必需的微量营养素。

儿童的维生素A缺乏率较高，最常见的症状是暗视力下降，即在弱光环境中视力较差，严重的情况会导致夜盲症、眼干燥症等。缺乏维生素A也会产生皮肤干燥、毛发干枯脱落、免疫力低下、发育迟缓等现象。缺乏维生素 A 的儿童呼吸道感染风险也会增高。

对于发展中国家来说，儿童维生素 A 缺乏的情况非常严峻。我国儿童维生素 A 缺乏的情况普遍存在。维生素 A 的补充主要依靠的还是日常饮食，动物肝脏和奶蛋类是良好的动物来源，鱼肝油是常见的维生素 A 补充剂。植物性食物主要是深绿色或黄橙色果蔬中提供的类胡萝卜素，如胡萝卜、西兰花等。除膳食来源，维生素 A 也可以通过相关补充剂提供，但维生素 A 摄入范围小，需要在指导下使用。美国医学会推荐儿童维生素 A 的可耐受最大摄入量为 4～8 岁不超过 0.9 毫克/天，9～13 岁不超过 1.7 毫克/天。

2. 维生素 D 缺乏

近期大众对于儿童维生素 D 缺乏的问题越来越关注，情况也确实不容乐观。维生素 D 的主要作用是促进钙的吸收，调节血钙平衡，也对多种机能有所改善。儿童正处于骨骼和牙齿的发育高峰期，因此，维生素 D 和钙对儿童发育起着极为关键的作用。

人体维生素 D 的来源主要是阳光照射皮肤产生，天然食物中的维生素 D 含量少。儿童是维生素 D 缺乏的高危人群，皮肤颜色深、空气污染、衣服遮盖、在北方高纬度地区生活，都可以造成维生素 D 的缺乏。维生素 D 缺乏的表现可类似于钙缺乏，儿童常见手足痉挛和佝偻病，常见的鸡胸和 X 型腿、O 型腿都是较为典型的表现。维生素 D 的轻度缺乏早期可以无特异性症状，儿童可以表现为易激怒、烦躁、哭闹等神经精神症状。

相关调查显示，儿童血清维生素 D 的情况令人担忧，而 7 岁以上的年长儿童更为严重。增加户外活动、经常晒太阳是补充维生素 D 的优秀来源。食物中维生素 D 的来源主要是蛋黄、肝脏和海鱼等，鱼肝油是常用补充剂。摄入过量维生素 D 会产生一定的不良反应，美国医学会将 1 岁以上儿童维生素 D 可耐受最大摄入量设为不超过 2 000 单位/天。

3. 钙缺乏

作为人体含量最多的矿物元素，钙对于人体生长发育、机体调节的作用不可取代。钙是构成骨骼和牙齿的主要成分，而血液中的钙离子也是维持肌肉和神经活动、促进血液凝固、参与激素分泌的重要部分。儿童正处于骨骼和牙齿的生长时期，充足的钙是正常发育的必要因素之一。

钙的缺乏和过量对儿童的发育都存在影响。儿童长期的钙缺乏会导致生长发育迟缓、骨骼变形软化，缺乏更严重者易患佝偻病。钙缺乏同样影响牙齿的生长和质量，龋齿和牙齿不齐现象更容易发生，对食欲和精神状况也有轻度的影响。

我国作为以谷类为主食的国家，草酸影响钙吸收，缺钙的情况普遍出现在各个年龄段，而各地的儿童血钙调查结果都不容乐观。儿童补钙应从钙源和吸收两方面考虑。奶类及其制品富含钙的同时，吸收率也十分可观，是最佳的补钙源，虾皮、海带等海产品也是良好钙源；而吸收方面主要是保证维生素 D 的摄入，食用动物肝脏和海鱼，保持一定户外活动日晒时间。市面常见的钙补充剂一般应该控制剂量，建议以食补为主。美国营养学会将 18 岁以下儿童钙最大可耐受摄入量定为不超过 2.5 克/天。

4. 铁缺乏

铁是人体中最多的必需微量元素。铁参与人体内氧气的运送和储存，为人体中组织呼吸提供氧分。铁维持造血功能的正常运作，是血红蛋白的重要成分。除此之外，铁参与人体免疫，提高抵抗力，对儿童生长发育十分重要。

长期铁供给不足，容易导致缺铁性贫血，是儿童中十分常见的疾病。儿童缺铁早期表现为冷漠、易烦躁、记忆力下降、注意力不集中等精神症状。随着缺铁持续，会出现面色苍白、黏膜无血色、头晕、耳鸣、易疲劳、免疫力下降等贫血症状。若不及时治疗，会影响发育生长，更严重者会有出现缺氧和心衰的风险。

缺铁是当下全球的营养问题之一。第四次中国居民营养与健康现状调查报告显示，我国儿童缺铁性贫血率为 20% 左右，而缺铁率将近 40%，虽然近年该指标显著下降，但依旧不能放松警惕。膳食中有两种形式的铁：血红素铁和非血红素铁。非血红素铁是膳食铁的主要形式，肉类、动物肝脏、血制品等动物性食物中的血红素铁在人体生物利用率高，是补铁最佳的选择。同时我们也应该补充果蔬类，摄入的维生素 C 能有效促进非血红素铁的吸收。过量的铁的补充会在体内蓄积，引起机体氧化应激损伤。美国医学会将 14 岁以下儿童铁的最大可耐受摄入量设定为不超过 40 毫克/天。

5. 锌缺乏

近年来，锌在儿童生长发育过程中的作用越来越得到重视，尤其是年龄偏小的儿童和处于发育期的青少年。锌常被人们誉为"生命之花"，对促进生长发育、促进机体免疫系统的完善、提高抵抗力有着极为重要的作用。尤其对于男性，锌对于生殖发育十分关键。此外，锌影响味觉和食欲，对大脑的发育也有一定的影响。

缺锌不仅影响儿童健康，造成的发育问题更容易导致长久的影响。缺锌的儿童常表现为食欲不佳、厌食、挑食，严重者产生异食现象。轻度缺锌常常出现伤口愈合缓慢、免疫力下降、味觉不良等，而这些症状经常受到忽视。严重缺锌可以导致发育迟缓甚至侏儒症。

2002 年的营养与健康状况调查显示，60%的少年儿童处于缺锌的状态，虽然在公众的重视下情况不断得到改善，但近期各地相关研究仍显示，30%左右的儿童受到缺锌的危害。我国青少年儿童锌的摄入量也远远达不到世界卫生组织的建议摄入量。虽然锌的食源广泛，红色肉类和动物内脏及海洋贝类是优秀的锌源，蛋类、豆类也富含锌元素，但果蔬类中的草酸、植酸等成分阻碍锌的吸收，而补钙也会影响锌的吸收。建议家长在多提供红色肉类、海贝类等富锌食物时，合理安排孩子的饮食计划，花样多变，均衡膳食，提高对锌的吸收。如果出现相关症状，则建议在医生的指导下合理使用锌营养剂。世界卫生组织对儿童口服锌的最大可耐受摄入量设定为不超过 23 毫克/天。

儿童正常发育参数值

1. 体重

体重是儿童机体质量的总和，是儿童各器官、系统和体液的总重量，也是衡量儿童生长发育和营养状况的灵敏指标。测量体重应该在清晨空腹、排空大小便、仅穿单衣的情况下进行。

小儿体重增长不是匀速的。在青春期前，年龄越小，增长速度越快。不同年龄段儿童的正常体重可以按以下公式推算。

小于 6 个月：体重（千克）＝出生时体重＋0.7×月龄；

7～12 个月：体重（千克）＝7＋0.5×（月龄－6）；

大于 1 岁：体重（千克）＝8＋年龄×2；

注：体重增长过快见于肥胖症，体重明显不足者常见于疳症。

2. 身高

身高是指头顶至足底的垂直长度；小于 3 岁时应仰卧位在测量床上测量，也叫身长；3 岁及以上采用立位测量，即脱去鞋袜，摘帽，取立正姿势，枕、背、臀、足跟在一直线上紧贴测量尺测量。仰卧位与立位测量值相差 1～2 厘米。

出生时身长约 50 厘米；1 岁时约 75 厘米；2 岁时约 85 厘米；2 岁后身高增长平稳，每年约增长 7 厘米。

2～12 岁儿童正常身高可依下面公式推算：

$$身高（厘米）＝70＋年龄×7$$

注：身高增长与种族、遗传、内分泌、营养、运动及疾病相关。若身高低于正常均值的 70%，则当心患有侏儒症、克汀病、营养不良等。

3. 囟门

囟门指婴幼儿颅骨结合不紧所形成的颅骨间隙,有前囟和后囟之分。前囟在顶部,是两侧额骨与两侧顶骨之间的骨缝构成,出生时斜径约 2.5 厘米;后囟靠近枕部,是两侧顶骨与枕骨之间的骨缝构成。前囟在出生后 12～18 个月闭合;后囟在出生时或出生后 3 个月内闭合。

注:囟门闭合延迟常见于佝偻病、脑积水、地方性甲状腺功能减退等;囟门饱满提示颅内压增高;囟门凹陷提示严重脱水或营养不良。

4. 头围

头围指自眉弓上缘,经枕骨结节,绕头一周的长度为头围。

足月儿出生时头围为 33～34 厘米;出生后前 3 个月和后 9 个月各增长 6 厘米;1 周岁时头围约为 46 厘米;2 周岁时头围约为 48 厘米;5 周岁时头围约增长至 50 厘米;15 岁时头围接近成人,为 54～58 厘米。

注:头围的大小与脑的发育有关。头围小者提示脑发育不良;头围增长过速则常提示为解颅。

5. 胸围

小于 3 岁者取立位或卧位测量胸围;3 岁及以上者取立位测量胸围。被测儿童当在安静状态,双手自然下垂或平放(卧位时),两眼平视;测量者立于被测者右前侧,用软尺由乳头向背后沿肩胛角下缘 1 周,取呼气和吸气时的平均值。测量时软尺应松紧适中、前后左右对称。

新生儿胸围约 32 厘米,较头围小 1～2 厘米;1 岁儿童胸围约 44 厘米,约与头围相等;2 岁儿童胸围 = 头围＋(年龄－1);2 岁后,头围渐小于胸围。

注:儿童胸围的大小与肺和胸廓的发育关系密切。营养不良或缺少锻炼的儿童胸廓发育差,胸围超过头围的时间较晚;营养状况良好的儿童,胸围超过头围的时间较早。

6. 身材比例

头与身长比例在不同时期有所不同。在宫内及婴幼儿期,头领先生长,而躯干、下肢生长则较晚,生长时间也较长。头、躯干、下肢长度的比例在生长的进程中出现变化。

儿童头长占身长(高)的比例是 1∶4;成人后头长占身长(高)的比例是 1∶8。

体质指数(BMI)也可反映儿童体重与身高之间的相对关系,是肥胖的有效预测指标。BMI=体重(千克)÷身高的平方(米^2)(适用于2岁以上儿童及成人)。

BMI在18.5～24.9时为正常;BMI>25为超重;BMI>30为肥胖。

坐高(顶臀长)与身高(长)的比例可反映下肢生长情况。身材匀称的标准是:出生时坐高(顶臀长)与身高(长)的比例为0.67;14岁时坐高(顶臀长)与身高(长)的比例为0.53;

指距与身高也是反映身材比例的一个指标。正常时,指距略小于身高(长);若指距大于身高1～2厘米时,提示长骨的异常生长,如蜘蛛样指(趾)(马凡氏综合征)。

7. 牙齿

乳牙在出生后4～10个月开始萌出,出牙顺序是先下颌后上颌,自前向后依次萌出,唯尖牙例外。乳牙约在2～2.5岁出齐,共20颗。

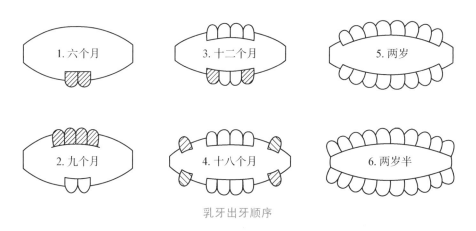

乳牙出牙顺序

2岁以内乳牙颗数可用以下公式推算:

$$乳牙数＝月龄－4(或6)$$

注:出牙时间推迟或出牙顺序混乱,常见于佝偻病、呆小病、营养不良等。

恒牙共32颗,6岁左右开始萌出第1颗恒牙,6～12岁阶段,乳牙按萌出先后逐个脱落,代之以恒牙,约在18岁以后萌出第三磨牙(智齿),也有终生不出者。

8. 血压

儿童年龄越小,血压越低。测量儿童血压时袖带宽度应为其上臂长度的2/3。袖带过宽测得的血压值较实际血压值为低,袖带过窄测得的血压值较实际血压值为高。

新生儿血压参考值为76/34毫米汞柱。不同年龄小儿血压正常值可用公式推算:

$$收缩压(毫米汞柱)＝80＋2×年龄$$
$$舒张压(毫米汞柱)＝收缩压×2/3$$

儿童高血压的诊断标准:足月儿收缩压>90毫米汞柱,舒张压>60毫米汞柱;早产儿收缩压>80毫米汞柱,舒张压>50毫米汞柱;2～5岁血压>115/75毫米汞柱;5～10岁血压>125/80毫米汞柱;10～15岁血压>135/85毫米汞柱。

儿童低血压(由收缩压决定)的诊断标准:足月新生儿收缩压<60毫米汞柱;婴儿(1～12个月)收缩压<70毫米汞柱;1～10岁儿童收缩压<70毫米汞柱＋(年龄×2);10岁以上儿童收缩压<90毫米汞柱。

9. 呼吸

呼吸检测应在小儿安静时进行。对小儿呼吸频率的检测可观察其腹部的起伏状况,也可用少量棉花纤维放置于小儿的鼻孔边缘,观察棉花纤维的摆动次数。各年龄组小儿呼吸正常值见下表。

● 各年龄组小儿呼吸(次/分)

年龄	呼吸(次/分)	年龄	呼吸(次/分)
新生儿	45～40	4～7岁	25～20
≤1岁	40～30	8～14岁	20～18
2～3岁	30～25		

儿童呼吸增快、用口呼吸者,提示鼻塞;呼吸气粗有力,多为外感实证,肺蕴痰热;呼吸急促,喉间哮鸣者,多为邪壅气道,是为哮喘;呼吸急迫,鼻煽,咳嗽频作者,是为肺气郁闭;呼吸窘迫,面青抓喉及呛咳者,是为异物梗阻气道;呼吸微弱,吸气如泣者,是为肺气欲绝。

注：一般情况下，儿童在兴奋、焦虑、发热、疼痛、运动时呼吸增快，在夜间睡眠时呼吸减慢。

10. 心率/脉搏

脉搏的测量应在小儿安静时进行。对小儿脉搏的测量可通过寸口脉或心脏听诊完成。各年龄组小儿心率/脉搏的正常值见下表。

● 各年龄组小儿心率/脉搏次数(次/分)及呼吸与脉搏比

年龄	脉搏(次/分)	呼吸：脉搏
新生儿	140～120	1：3
≤1 岁	130～110	1：(3～4)
2～3 岁	120～100	1：(3～4)
4～7 岁	100～80	1：4
8～14 岁	90～70	1：4

11. 听力

新生儿出生时鼓室无空气，听力差；出生后 3～7 天听觉已相当良好；3 个月时可转头向声源；4 个月时听到悦耳声音会有微笑；5 个月时对母亲语声有反应；8 个月时能区别语声的意义；9 个月时能寻找来自不同方向的声源；1 岁时听懂自己的名字；2 岁时听懂简单的吩咐；4 岁时听觉发育完善。

12. 视觉

新生儿可短暂注视 15～20 厘米距离内的物体；2 个月时头眼协调；3～4 个月时喜看自己的手，头眼协调良好；6～7 个月目光可随上下移动的物体垂直方向转动；8～9 个月时出现视深度感觉，能看到小物体；18 个月时能区别各种形状；2 岁时能区别垂直线与横线，目光跟踪落地的物体；5 岁时可区别各种颜色；6 岁时视深度已充分发育。

13. 味觉及嗅觉

新生儿出生时味觉已经发育完善，中枢与神经末梢已发育成熟；4～5 个月时对食物轻微的味道改变已很敏感，为味觉发育关键期，能区别愉快与不愉快的气味；7～8 个月时对芳香气味有反应。

14. 运动与平衡的发育

儿童运动发育顺序是由上到下、由粗到细、由不协调到协调进展的。

新生儿俯卧时能抬头 1～2 秒；2 个月时扶坐或侧卧时能勉强抬头；4 个月时抬头稳，可用手撑起上半身；6 个月时能独坐片刻；7 个月时会有意识翻身；8 个月时能坐稳，会爬；10 个月时会站，可扶走；12 个月能独走；18 个月可跑步和倒退行走；24 个月时可双足并跳；30 个月时会独足跳；36 个月会骑三轮车。

儿童精细运动的发育过程为：新生儿时双手握拳；3～4 个月时可自行玩手，并企图抓东西；5 个月时眼与手的动作取得协调，能有意识地抓取面前的物品；5～7 个月时出现换手与捏、敲等探索性的动作；9～10 个月时可用拇指、食指拾东西；1～15 个月时学会用匙，乱涂画；18 个月时能摆放 2～3 块方积木；2 岁时会粗略地翻书页；3 岁时会穿简单的衣服。

15. 语言发育

语言是表达思维、意识的一种方式。儿童语言发育要经过发音、理解与表达三个阶段。

新生儿已会哭叫；3～4 个月会"咿呀"发音及发出笑声；7～8 个月听懂自己名字，会发复音，如"妈妈""爸爸"等；1 岁时能说"再见""没了"等；1 岁半时能认出家庭主要成员的称谓，表达自己的要求；2 岁后能简单地交谈；3 岁能指认许多物品名并说短句；4 岁能讲述简单的故事情节；5 岁后能用完整的语言表达自己的意思。

16. 性格行为发育

儿童性格特征的形成和建立是随着小儿的生长发育逐步完成的。婴儿时期由于一切生理需要必须依赖于成人的照顾，因而随之建立的是以相依情感为突出表现的性格。

2～3 个月时以笑、停止啼哭、伸手、眼神或发音等表示认识父母；3～4 个月时出现社会反应性大笑；7～8 个月可出现认生、对发声玩具感兴趣；9～12 个月是性格行为发育的高峰；12～13 个月时喜欢玩变戏法和躲猫猫游戏；18 个月时逐渐有自我控制能力，在成人附近可以独玩很久；2 岁时不再认生，易与父母分开；3 岁后可与小朋友做游戏，能表现出自尊心、害羞等。

参考文献

1. 中国居民营养与健康现状[J].中国保健营养，2004(11)：9-12.

2. 翟凤英.中国人面临的五大营养问题——来自全国第四次营养调查的一线报告[J].企业标准化，2008(02)：30-31.

3. 盛晓阳，向伟，王卫平，高举.儿童微量营养素缺乏防治建议[J].中华儿科杂志，2010(07)：502-509.

4. 中国学生营养与健康促进会.《中国儿童少年营养与健康报告(2017年)》[R].北京.

5. 李立明，饶克勤，孔灵芝，姚崇华，向红丁，翟凤英，马冠生，杨晓光，中国居民营养与健康状况调查技术执行组.中国居民2002年营养与健康状况调查[J].中华流行病学杂志，2005(07)：478-484.

6. 邓劲松，蒲泽晏，李祥坤.不同年龄人群全血锌含量结果分析[J].医学信息，2018,31(23)：128-130.

7. 张豫，卢文杰.学龄前儿童体检情况及对策分析[J].世界最新医学信息文摘，2015,15(72)：13-47.

8. 中国儿童青少年营养与健康报告发布青少年体质健康状况喜忧参半[J].中国农村教育，2016(06)：9.

9. 钟业胜.儿童锌缺乏情况现状调查和治疗研究[J].人人健康，2019(20)：46.

10. 叶钦松，郝雯颖，孙建新，陈炯，朱利华.学龄前儿童微量元素缺乏情况及影响因素分析[J].实用预防医学，2019,26(02)：205-207.

11. 邓玲.125例儿童铁锌钙微量元素检测结果分析[J].健康之路，2016,15(09)：52.

12.《中国居民健康素养监测报告(2018年)》发布[J].上海医药，2019,40(17)：33.

13. 李静，黄彦红，董颖，曹春兰，李荔荔，张雪娇，董爽，倪佳，马辉，金星明.沈阳市1~5岁儿童饮食行为问题的家庭环境影响因素研究[J].中国儿童保健杂志，2013,21(09)：995-997.

14. Wright Charlotte M，Parkinson Kathryn N，Shipton Deborah，et al. How do toddler eating problems relate to their eating behavior，food preferences，and growth? Pediatrics，2007,120(4)：e1069-e1075.

15. 刘丽，李佳，吴晶，周雪，类成荣，张晓红，武丽杰.哈尔滨市0~3岁儿童饮食行为问题现状及影响因素分析[J].中国儿童保健杂志，2012,20(01)：13-16.

16. 周楠,张静驰,李辛香.家庭教养方式与儿童饮食行为的关系：家长逼迫进食的中介效应[J].中国健康心理学杂志：1 - 7[2020 - 08 - 22].

17. 马冠生.儿童少年的饮食行为及影响因素[J].中国健康教育,2005(05)：337 - 340.

18. 马冠生.儿童健康饮食行为培养需要从小抓起[J].中国学校卫生,2019,40(02)：163 - 166.

19. 黄绯绯,王惠君,王志宏,张兵.《中国儿童青少年零食指南(2018)》简介[J].营养学报,2018,40(05)：417 - 418.

20. 马冠生,胡小琪,吴瑾,马文军,杨育林,居建云.我国4城市儿童少年零食行为的现状调查[J].营养学报,2001(02)：177 - 180.

21. Robinson E，Aveyard P，Daley A，et al. Eating attentively：a systematic review and meta-analysis of the effect of food intake memory and awareness on eating American Journal of Clinical Nutrition，2013,97(4)：728 - 742.

22. Braude L，Stevenson RJ. Watching television while eating increases energy intake. Examining the mechanisms in female participants. Appetite，2014,76(5)：9 - 16.

23. Coon KA，Goldberg J Rogers BL，et al. Relationships between use of television during meals and children's food consumption patterns. Pediatrics，2001，107(1)：E7.

24. 欧阳一非,王惠君,王丹彤,王志宏,张伋,杜文雯,汪云,张兵.中国十二省市儿童青少年零食消费模式研究[J].卫生研究,2016,45(06)：868 - 875.

25. 李慧.幼儿零食消费现状与对策研究[D].南京师范大学,2018.

26. 赵莉,黎隐豪,肖成汉,何咏霖,雷雅麟,辛军国,马骁.含糖饮料与儿童肥胖的关系及其防控政策研究进展[J].中国学校卫生,2020,41(03)：468 - 470.

27. 温玉琴.研究发现高盐饮食会损害机体的免疫系统[J].广东药科大学学报,2020,36(02)：214.

28. 侯予甲,郑瑞茂.高盐饮食与免疫力[J].生理科学进展,2020,51(03)：228.

29. Zerleen Q，Cathleen G，et al. Sodium intake among US school-aged children：national health and nutrition examination survey，2011 - 2012. J Acad Nutr Diet. 2017,117(1)：39 - 47. e5.

30. Nicklas T，Hayes D. Position of the American Dietetic Association：nutrition guidance for healthy children ages 2 to 11 years. J Am Diet Assoc. 2008 Jun；108(6)：1038 - 1044,1046 - 1047.

31. 孙长颢.营养与食品卫生学[M].北京：人民卫生出版社,2007.

32. 中国营养学会.中国学龄儿童膳食指南(2016)[M].北京：人民卫生出版社,2016.

33. 蔡美琴.公共营养学[M].北京：中国中医药出版社,2012.

34. 蔡美琴.特殊人群营养学[M].北京：科学出版社,2020.

35. 庄兴礼,孙墨.食材食养食疗[M].北京：北京科学技术出版社,2006.

36. 高树中.中医脐疗大全[M].济南：济南出版社,1992.

37. 房敏,宋柏林.推拿学[M].北京：中国中医药出版社,2016.

38. 高学敏.中药学[M].北京：中国中医药出版社,2007.

参考文献